Éthique et pratique médicale
fondée par Richard Moreau
Collection dirigée par Roger Teyssou

La collection « Éthique et pratique médicale » est une tribune qui permet à tous les acteurs du monde de la santé, professionnels, enseignants, administrateurs, économistes et patients d'exposer leurs opinions, de décrire leur expérience et de proposer des solutions aux problèmes posés par une profession en pleine mutation, et ce en toute indépendance et en conformité avec la déontologie et les bonnes pratiques médicales.

Dernières parutions

Christian PIROLLI, *Passeur... Par maux et par mots de patients, la parole d'un médecin*, 2022.
Faouzia PERRIN, *L'État et la santé. Quelle finalité à la politique de santé ?*, 2022.
Michel PINGET et Arnaud BUBECK (dir.), *Regards croisés sur le diabète. La maladie chronique : une rupture dans le temps de la vie,* 2022.
Pierre-Luc L'HERMITE, *La preuve médicale au XXIe siècle*, 2022.
Bernard MARROT, *Politique d'organisation du système de santé en France,* 2022.
Patrice COUZIGOU, *Écologie interne et relation soignante, Médecine de la personne et de ses comportements*, 2022.
Julie LENOBLE-MARTIN, *Le droit d'accès aux soins des personnes sourdes en France*, 2021.
Alain GOLDCHER, *Bien vivre avec un « oignon ». Questions/réponses illustrées sur l'hallux valgus, le trouble statique le plus fréquent*, 2021.
Jeannot BAANITSE, *Soins palliatifs en RD Congo et en Afrique. Appel à la promotion et l'intégration,* 2021.
François MATH, *La recherche médicale française. Hier on la trouvait, aujourd'hui on la cherche,* 2021.
Jacques MORNAT, *Choix et médecine*, 2021.
Philippe VIARD, *On n'est jamais assez vieux pour faire un mort, Repenser les soins pour les personnes dans les services de longue durée*, 2021.

LA MÉDECINE PERSONNALISÉE

5-7, rue de l'École-Polytechnique, 75005 Paris

http://www.editions-harmattan.fr

ISBN : 978-2-14-030366-1
EAN : 9782140303661

Jean Hache

La médecine personnalisée

Une promesse à interroger

L'Harmattan

Du même auteur

« Comment les sciences du vivant incitent-elles à adopter une nouvelle organisation indsutrielle », dans *Le management à l'épreuve des changements technologiques, Impact sur la société et les organisations,* Coord. A ? Cadix et J M Pointet, Editions d'organisation, 2002.
Les enjeux des biotechnologies, Editions EMS, collection « Pratiques d'Entreprises », 2005.
« Les enjeux économiques, sociaux et médicaux des nanobiotechnologies » dans *Les Nanosciences – 3 Nanobiotechnologies et nano biologie*, Dir. M. Lahmani, P. Boisseau, P. Houdy, Editions Belin, 2007.

À Danielle,
pour son soutien inconditionnel
et sa présence constante

Introduction

Cet ouvrage d'un physicien, chercheur-entrepreneur, ayant toujours eu le souci de transformer les connaissances en produits et services, peut sembler bien téméraire, même s'il exprime la témérité d'aller au-delà de l'action pour discerner d'autres possibles inédits. C'est le résultat d'une tension entre deux approches :

- Une approche plus scientifique, avec trop souvent son corollaire réductionniste, visant à une efficacité certaine, si ce n'est immédiate ;
- Une approche plus philosophique, prenant en compte la complexité et intégrant le sujet et son rôle.

Il vise à une réflexion de nature épistémologique dans le domaine de la médecine et de la santé en interrogeant, à nouveau frais, le concept de médecine personnalisée. De fait, généraliser le concept de médecine personnalisée pose d'emblée un problème épistémologique. Nous sommes en droit de nous interroger sur le fait de savoir s'il est fondé d'unifier sous un même concept des caractéristiques qui s'appliquent à des domaines si différents que l'ensemble des pathologies auxquelles doit faire face la médecine. Un domaine de connaissances doit être en mouvement, aussi faut-il chercher des nuances plutôt que des évidences.

Pourquoi la médecine

La médecine est un champ vaste et complexe. Elle comporte, de fait, plusieurs volets. Elle est d'abord, et historiquement, curative, son objectif premier étant de soigner. Elle peut aussi être régénérative, par greffes d'organes ou réparation de tissus par exemple. Elle est encore préventive, ainsi que l'illustrent les grands programmes de vaccinations et d'éducation sanitaire. Elle peut enfin être prédictive, c'est-à-dire prédire à un individu sain qu'il est ou sera susceptible de développer, dans le futur, une pathologie particulière, alors qu'aucune manifestation pathologique n'existe au moment de cette prédiction.

Ces différents volets sont associés à l'évolution des connaissances dans les sciences du vivant qui ont bénéficié d'un certain nombre de grandes avancées. La plus récente, la génétique et la structure de l'ADN, est à la base du développement de la biologie moléculaire et a largement contribué au développement des approches actuelles en médecine. Elle a conduit à s'intéresser à la structure des composés cruciaux dans les êtres vivants et ouvert de larges perspectives en médecine, en s'appuyant sur le séquençage du génome humain, et les travaux qui ont suivi sur l'expression et la traduction des gènes, c'est-à-dire sur l'ensemble que l'on résume sous le vocable des *'omics*.

Si le séquençage du génome a montré son impressionnante variabilité qui fait que chaque individu est unique, il a également révélé que les gènes ne peuvent pas tout expliquer. Le dogme central de la biologie moléculaire, qui décrit le flux d'information de l'ADN à la protéine, en passant par l'ARN selon un processus linéaire de causalité, a vite montré ses limites. Ainsi, à titre d'exemple, il est apparu qu'un gène peut avoir différentes fonctions selon son environnement cellulaire, ou qu'un même effet peut être dû à l'expression de différents gènes. Par une approche de complexité, la biologie des systèmes a vu émerger un nouveau concept, la « biologie dialectique »[1], qui suggère

---

[1] Richard C. Lewontin, S. Rose, KAMIN L.J. Kamin, *Nous ne sommes*

un dialogue permanent entre les parties et le tout, abolissant ainsi les dichotomies entre « hérédité et environnement ou inné et acquis »[1]. Ces approches plus intégratives, associées aux technologies et instruments disponibles, comme les séquenceurs de nouvelle génération, en facilitant les analyses au niveau du génome dans sa globalité, portent les promesses de grandes avancées médicales. Pour reprendre la terminologie de Joëlle Vailly[2], elles ouvrent la perspective d'une « politique de la génétique ».

Des avancées de la biologie contemporaine

Le milieu et le génome sont à penser comme deux causes possibles d'un même phénomène observé, ce qui introduit la prise en compte de l'environnement dans l'étiologie des maladies multifactorielles. Milieu et génome sont dans une relation fonctionnelle, changeante au fur et à mesure du déroulement du phénomène, et ils ont une action réciproque l'un sur l'autre. L'analyse des génomes « a mis en évidence que tout n'était pas inscrit dans les séquences d'ADN, même aux niveaux moléculaire et cellulaire »[3]. Si on veut vraiment comprendre les processus complexes en jeu dans le vivant, il ne suffit pas de décrire les composants macromoléculaires élémentaires. Il faut comprendre comment ils s'organisent, comment ils fonctionnent. La compréhension d'un processus complexe ne se trouve pas dans la nature des composants élémentaires, mais dans la recombinaison et l'association de ces composants élémentaires.

---

pas programmés : génétique, hérédité, idéologie, trad. fr., Paris, La Découverte, 1985, page 29.

[1] Ibid., page 29.

[2] Joëlle Vailly, *Naissance d'une politique de la génétique. Dépistage, biomédecine, enjeux sociaux*, Paris, PUF, 2011.

[3] Henri Atlan, *Le vivant post-génomique, ou qu'est-ce que l'auto-organisation ?*, Paris, Odile Jacob, 2011, page 129.

Un système vivant, que ce soit une cellule ou un organisme, n'est jamais séparé de son environnement et cet environnement est actif sur une période de temps déterminée d'une part, évolutif dans le temps d'autre part. Par ailleurs, il est à la fois dépendant de son environnement et producteur de cet environnement.[1].

D'un point de vue conceptuel, la mise en évidence de l'insuffisance de la connaissance du génome pour prédire les fonctions précises des régions codantes, pour comprendre les processus complexes[2], a confirmé la nécessité de passer à une vision plus systémique, s'appuyant sur des approches fonctionnelles et donc moins centrées sur le génome. L'avenir n'est plus uniquement dans le séquençage de l'ADN, mais dans la façon dont l'information portée par cette molécule est utilisée. Le gène est porteur d'une information, mais cette information, si elle existe, n'existe que dans un contexte, celui de la cellule, voire celui de tout l'organisme, car un gène n'a pas de signification biologique indépendamment de tout ce contexte biologique[3]. On peut faire état, notamment, de l'importance des signaux de régulation reçus. Tout cela a ouvert la voie aux études dites épigénétiques.

L'épigénétique consiste en l'étude des mécanismes qui permettent le contrôle dans le temps et dans l'espace de l'activité de tous les gènes requis pour le développement d'un organisme complexe, du zygote à l'adulte.[4]

---

[1] Jean Hache, *Les enjeux des biotechnologies*, Colombelles, Editions EMS, 2005, page 104.

[2] Evelyn Fox Keller, *Le siècle du gène*, Paris, Gallimard, 2003.

[3] P. E. Griffiths, « Genetic information : A metaphor in search of a theory », *Philosophy of Science*, 2001, 68(3) pp. 394-412.

[4] R. Holliday, « DNA methylation and epigenetic inheritance », *Philos.*

En fait, les gènes peuvent être « allumés » ou « éteints » en fonction de très nombreux facteurs, qu'ils soient internes ou externes. Par exemple, des agents méthylants ont tendance à neutraliser l'expression des gènes tandis que des agents acétylants ont pour effet de stimuler leur expression. On peut dire que l'épigénétique prépare le terrain pour un contrôle organisationnel à un niveau supérieur à celui du génome. Elle n'intervient pas simplement à l'échelle d'un seul gène, mais à l'échelle de réseaux de gènes interagissant les uns avec les autres. Comme l'écrit Michel Morange, « l'être humain n'est pas plus prisonnier de ses gènes qu'un peintre ne l'est de sa boîte de couleurs ou un architecte des lois de la pesanteur »[1].

De ces évolutions dans les sciences du vivant, on peut retenir que la génomique et la post-génomique ont produit des quantités massives de données stockées dans des banques de données. La connaissance du génome humain dans sa totalité n'a pas permis de tout apprendre sur les secrets du vivant et sur les maladies, mais son association avec la post-génomique a permis l'évolution et la transformation d'un concept récent, celui de biomarqueurs, concept qui servira dans l'analyse de la médecine personnalisée.

La médecine personnalisée

L'expression « médecine personnalisée » a plusieurs définitions selon le point de vue qui est privilégié. Longtemps, la médecine s'est définie comme un art et non comme une science. À mesure qu'elle devient une science,

---

Trans. R. Soc. Lond. B Bio. Sci., 326, 1990, pp. 329-338.

[1] Michel Morange, *La part des gènes*, Paris, Odile Jacob, 1998, page 189.

elle veut cependant rester un art, manifestant ainsi la volonté de prendre en compte chaque patient dans sa singularité. Ainsi, si la médecine est tout autant savoir-faire que savoir, connaissance pratique que connaissance théorique et si, de plus en plus, elle expose le corps humain à des pratiques expérimentales toujours nouvelles, elle reste cependant un rapport qui s'instaure entre deux personnes, un médecin/soignant et un patient/soigné. Ce rapport s'établit dans un dialogue singulier entre un médecin et un malade, mais il ne peut s'établir que si le médecin peut comparer, reconnaître, repérer, identifier. Cela passe par des techniques, c'est ainsi que le numérique, l'informatique et l'imagerie ont envahi la médecine.

Le colloque singulier patient-médecin est donc une caractéristique de base de la médecine. Aussi la médecine a toujours voulu être personnalisée. Le concept de médecine personnalisée n'est donc pas nouveau, toute bonne pratique médicale étant historiquement fondée sur le colloque singulier, mais l'introduction de nouveaux outils, les outils de la génétique notamment, amène à s'interroger sur le caractère flou et polysémique du concept, caractère polysémique qui cache un certain embarras. La médecine personnalisée peut signifier un regroupement à partir de certains marqueurs biologiques, ou ne considérer que l'individu et non la personne, ou encore elle peut simplement signifier une meilleure efficacité des diagnostics et des thérapies. Cette notion de médecine personnalisée est loin d'être claire et devient un concept à revisiter. La médecine personnalisée semble annoncer une médecine efficace, fiable, scientifique, mais amène à se poser la question de l'apport de données scientifiques en médecine.

En fait, l'expression « médecine personnalisée » a été utilisée à de nombreuses reprises dans des sens très différents. Dans les années 1970[1], elle était plutôt utilisée pour opposer le médecin de famille, qui suivait personnellement son patient, et le médecin spécialiste qui mettait en avant ses compétences particulières. Mais dès les années 1990, la médecine personnalisée a été d'abord confondue avec la pharmacogénétique, qui concerne la réponse d'un individu à un médicament, ou avec la pharmacogénomique, dont l'objet consiste davantage à prendre en compte l'information du génome dans sa totalité pour prédire l'action d'un médicament[2], initiant ainsi le rôle qu'allaient jouer les *Big Data* dans la reconceptualisation de la médecine personnalisée. Au cœur de cette question réside l'idée que les individus diffèrent les uns des autres dans leurs réactions aux médicaments, selon la façon dont ils les métabolisent. C'est notamment associé aux polymorphismes de gènes codant pour les enzymes responsables de la détoxification des médicaments, les cytochromes P450 par exemple[3].

Plus globalement, la médecine personnalisée est alors d'abord une médecine stratifiée rassemblant les individus dans des sous-populations différant quant à leurs réponses à un traitement particulier. Le profilage du risque reste cependant la forme la plus médiatisée de la médecine personnalisée, d'autant qu'il ouvre la voie à la prévention. Il s'agit de la caractérisation des prédispositions génétiques

---

[1] W. M . Gibson, « Can Personalized Medicine Survive ? », *Canadian Family Physician*, 17 (8) : 29-88.

[2] D. M. Roden et A. L. George, « The genetic basis of variability in drug responses », *Nature Reviews Drug Discovery*, 1 : 37-44.

[3] La mise sur le marché par Roche en 2003 d'une puce de caractérisation des gènes CYP450 illustre l'implication des industriels dans cette acception de la médecine personnalisée. – Roche, 2003, « Roche Diagnostics launches the AmpliChip », press release, 25 juin.

à certaines maladies, ce que permet la mise en évidence des polymorphismes du génome, notamment les très nombreuses mutations ponctuelles, et les études d'association, ce qui amènera au concept de biomarqueurs.

Mais le réductionnisme de la recherche biomédicale, et l'efficacité d'action qui peut l'accompagner, doit être dépassé en lui associant des composantes sociales, économiques et environnementales, et donc en élargissant la notion de biomarqueurs, et en analysant ce que cet élargissement apporte à la connaissance. La médecine personnalisée, plus globalement la biomédecine, se réfère ainsi à un projet nouveau dans ses procédés, en utilisant des données en grand nombre, très diverses même si elles sont majoritairement moléculaires, pour déterminer la stratégie thérapeutique la meilleure pour un individu particulier.

Alors que la science aboutit à des résultats qui peuvent être probants à grande échelle, c'est-à-dire statistiquement probants, la médecine s'intéresse en effet à la situation d'un individu singulier. La médecine personnalisée, en ambitionnant de traiter le patient au lieu de la maladie, base son action sur une information complète, accessible et critique quant à l'interprétation qui peut être faite de données couplant probabilité et causalité, sans oublier de se poser la question de la qualité de l'information. Mais, les différents contextes de la médecine le montrent, la médecine personnalisée, médecine qui, en première approche, consiste à donner le bon traitement, à la bonne dose, au bon moment et au bon patient en utilisant les outils et les méthodes de la biologie, c'est-à-dire en prenant en compte les données scientifiques du patient, notamment son profil génétique, ne peut pas se baser uniquement sur la génomique. Il faut envisager d'aller plus loin en allant vers la médecine des « 4P » telle que l'a présentée Leroy Hood[1], à savoir une médecine personnalisée, préventive, prédictive, participative. Il s'agit d'une pratique médicale dont l'individu est le centre, qui utilise non seulement ses caractéristiques biologiques, dont les caractéristiques génétiques, mais également son mode de vie et ses habitudes alimentaires :

- *Personnalisée* est alors pris au sens du traitement plus précis de la maladie ;
- *Préventive* illustre que la prévention devient centrale dans la médecine individuelle, et pas seulement au sens de mesures de santé publique ;
- *Prédictive* fait apparaître le recours aux tests, leur utilisation étant pensée comme un des piliers de la personnalisation ;
- *Participative* affirme que l'individu devient davantage acteur de sa santé.

Cette médecine des 4P signifie qu'il est (ou sera) possible de décrire la susceptibilité d'un patient à telle maladie (*prédiction*) et à tel traitement (*personnalisation*), mais également de prendre des mesures correctives, notamment au niveau moléculaire, et même avant l'apparition de la pathologie (en ce sens *préemption* pourrait se substituer à *prévention* puisque la prévention vise à arrêter un processus en cours) et de conseiller un style de vie adapté (*participation*)[2].

---

1 www.p4mi.org

2 Elias Zerhouni, *Les grandes tendances de l'innovation médicale au XXIème siècle*, Leçon inaugurale au Collège de France, 18 mai 2011.

Xavier Guchet, dans son essai sur la médecine personnalisée[1], relève que la médecine personnalisée cherche indiscutablement le bénéfice des patients par une application massive des connaissances et des technologies biomédicales, mais « questionne la tension entre une médecine ultra-technologique qui confère une signification moléculaire à la personne et une médecine de soin centrée sur le patient ». Tout mettre sous le vocable de médecine personnalisée peut n'être qu'un slogan qui, certes, suscite de l'espoir, mais qui, de plus, risque de créer des ambiguïtés ou de fausses promesses. Sans doute faut-il considérer que la médecine est dans une phase de transition, et que l'utilisation, dans des contextes variés, du qualificatif « personnalisée » amène à s'interroger sur l'importance du mot et de ce qu'il sous-entend. Tout en se présentant comme une médecine « sur-mesure », elle est en réalité :

- plutôt qu'une médecine personnalisée, une médecine stratifiée qui subdivise la population en sous-groupes de patients à partir de marqueurs génétiques ou biologiques ;
- plutôt qu'une médecine personnalisée, une médecine individualisée qui fait référence à l'individu biologique caractérisé par son génome (si on ne prend en compte que l'information génétique, on parle même de médecine génomique) mais aussi par son système immunitaire et son système nerveux.

Cela conduit à introduire une autre formulation, en parlant de médecine de précision[2], voulant ainsi signifier une

---

[1] Xavier Guchet (2016) *La médecine personnalisée, un essai philosophique*, Paris, Les Belles Lettres.

[2] A. Katsnelson, « Momentum grows to make 'personalized' medicine more 'precise' », *Nature Med* 2013, 19(3), page 249.

médecine qui vise à établir plus précisément la meilleure stratégie thérapeutique :

MÉDECINE STRATIFIÉE
Pharmacogénomique et
répartition en sous-groupes

MÉDECINE INDIVIDUALISÉE
Intégration de biomarqueurs et de
données phénotypiques

MÉDECINE DE PRÉCISION
Intégration de biomarqueurs, de
données phénotypiques et de
données environnementales

Cette formulation introduite, d'une part pour exprimer que toute bonne médecine est par définition personnalisée, d'autre part pour exprimer que les situations cliniques où il est réellement possible d'individualiser le choix du médicament sont extrêmement rares (ce qui peut apparaître comme deux raisons antinomiques), inclut la médecine 4 P, la médecine de précision pouvant intervenir :

- avant la maladie, c'est le domaine du diagnostic pré-symptomatique ou la prise en compte de facteurs de risque ;
- pendant la maladie, notamment pour adapter le bon traitement à la bonne dose, au bon moment ;
- après la maladie, pour son suivi, par l'utilisation de biomarqueurs par exemple.

Cela conduira à insister sur la question des temporalités car la combinaison de la génomique et de la post-génomique, de la biologie, de l'imagerie médicale, des sciences cognitives et de l'informatique – et donc la convergence des technologies - peut amener à prédire les maladies avant qu'elles n'apparaissent, avant que des symptômes ou des examens cliniques ne créent la moindre alerte. Dans le domaine de la santé, l'anticipation est, de fait, une préoccupation réelle avec la multiplication des diagnostics et des outils de prédiction ou de prévention. Mais cette anticipation peut se décliner selon plusieurs conceptions[1] :

- L'anticipation prédictive s'appuie sur des probabilités pour construire des connaissances sur l'avenir.
- L'anticipation adaptative cherche à maximiser le potentiel évolutif et adaptatif des individus et des sociétés.
- L'anticipation projective, plus proche de la science-fiction, cherche à « penser l'impensable, pour débattre de l'impossible »[2].

Une approche épistémologique

Les questions ne se posent pas de la même façon quel que soit le domaine médical, et nous l'illustrerons en prenant l'exemple des cancers d'une part, des maladies neuro-dégénératives, illustrées par la maladie d'Alzheimer d'autre part. Mais nous nous appuierons également sur

---

[1] Léo Coutellec et Paul-Loup Weill-Dubuc, « Les figures de l'anticipation, ou comment prendre soin du futur », Revue Française d'Ethique Appliquée, n° 2, 2016-1 : 14-18.

[2] Ibid., page 16.

l'analyse des techniques, et des outils associés, utilisables dans la pratique, notamment la possibilité de rassembler des données diversifiées, structurées ou non, mais accessibles en grandes quantités, les *Big Data*. Cela permet de prendre en compte non seulement les caractéristiques moléculaires et physiologiques, mais également les composantes individuelles, familiales, sociales, culturelles et professionnelles. Par ailleurs, le concept de biomarqueurs est au cœur de la réflexion épistémologique avec une attention particulière sur la complexité.

> En se référant à la définition qu'en ont donné les *National Institutes of Health* des Etats-Unis en 1998, un biomarqueur est une « caractéristique mesurée objectivement (c'est-à-dire avec une précision et une reproductibilité suffisantes) et évaluée comme indicateur de processus physiologiques ou pathologiques, ou de l'action des médicaments »

En se focalisant sur ce concept, qui définit le biomarqueur comme une entité moléculaire d'intérêt, pouvant permettre une intervention technique, il s'agit de mieux comprendre comment se constituent une connaissance et une pratique, sans oublier pour autant qu'elles ont des conséquences tant économiques ou socio-politiques qu'éthiques. Parler d'épistémologie – au sens strict l'étude de la connaissance – c'est admettre l'ambiguïté du mot « savoir ». En tant que nom, c'est un fait, une connaissance, un produit, et c'est bien aussi le cas du biomarqueur. En tant que verbe, c'est un processus par lequel on acquiert des données et des connaissances, et c'est encore le cas du biomarqueur. La façon dont les savoirs appréhendent leur objet de connaissance est une question épistémologique tout autant qu'une question éthique. Aussi, il ne s'agit pas d'aborder exclusivement les biomarqueurs sous le regard de l'utilisation des nouvelles techniques biomédicales mais de considérer que, par les techniques, on retrouve des enjeux essentiels de la pratique médicale dans la mesure où l'arrivée de ces techniques est de nature à transformer et à reconfigurer en profondeur les pratiques de recherche et la clinique. Plus généralement, ce n'est pas l'émergence des données en très grand nombre, ni les méthodes utilisées pour les obtenir, qui sont à l'origine des connaissances, mais plutôt la façon dont les données sont traitées et diffusées dans un contexte politique et économique, c'est-à-dire pour reprendre la terminologie de Sabina Leonelli, la façon dont les données « voyagent »[1].

Si la réflexion porte sur la polysémie du concept de médecine personnalisée en s'appuyant notamment sur le concept de biomarqueurs, elle implique un travail de reformulation qui doit conjuguer plusieurs informations, parfois divergentes. Aussi, dans une première partie seront présentés un panorama des techniques utilisables dans la pratique médicale et une revue de l'évolution de la recherche de marqueurs. Puis, dans une deuxième partie sont proposées les deux grandes familles de pathologies sur lesquelles s'appuie la réflexion, les cancers et les maladies neurodégénératives, ce qui permet de contextualiser les questions abordées, ou du moins de tester ou mettre à l'épreuve le travail de biomarqueurs sur deux études de cas. Les questions épistémologiques essentielles, comme les questions de la causalité, des mécanismes et modélisations constituent une troisième partie et invitent à différencier le concept d'actionnabilités et le concept de capabilités. D'un côté, la médecine s'appuie sur des connaissances et sur le développement de nouvelles technologies, tant génomiques que d'imagerie, et sur les capacités d'analyse de données en grande masse, les *Big Data*, ouvrant la voie à

[1] Sabina Leonelli, *Data-Centric Biology, a philosophical study*, Chicago, MI, The University of Chicago press, 2016

l'actionnabilité pour soigner certaines pathologies, avec la perspective d'approches thérapeutiques ciblées. De l'autre, la médecine n'est pas une science exacte, mais aussi une pratique relationnelle entre un soignant et un patient, souvent en situation de grande vulnérabilité, sur laquelle s'articulent des capabilités humaines, c'est-à-dire la capacité d'une personne à utiliser les ressources dont elle dispose pour développer ses possibilités d'agir face à la maladie. Il ne s'agit pas, alors, de remettre en cause le concept de médecine personnalisée, mais plutôt d'interroger sa signification dans des contextes différents. Il en ressort qu'il n'est pas fondé d'unifier, sous le même concept de médecine personnalisée, les caractéristiques de pathologies complexes très différentes. La médecine, tant anticipative que participative amène à de nombreuses trajectoires différentes pour faire face à des maladies complexes présentant des échelles de temporalités très diverses.

Première Partie

Les technologies

La notion de biomarqueurs

Chapitre I

Panorama des techniques utilisables dans les pratiques médicales

Les techniques ne sont pas neutres. Elles sont elles-mêmes porteuses de valeurs, pas nécessairement explicitées. En faisant naître de nouveaux savoirs ou de nouveaux savoir-faire, elles changent nos conditions d'existence et constituent, de fait, le milieu dans lequel s'effectuent nos choix. À ce titre, le problème n'est pas tant de savoir comment utiliser telle ou telle technique, mais de décider si elle doit être utilisée. Ainsi, si les technologies et l'innovation technique pénètrent l'ensemble de la société et modifient profondément le regard sur le monde et les comportements, qu'ils soient individuels ou collectifs, elles portent en elles-mêmes différentes conceptions du monde.

C'est le cas dans le domaine de la santé et de la médecine où on observe ce que nous pourrions qualifier de course technologique au service d'une investigation médicale toujours plus approfondie. Les techniques et technologies ont profondément modifié les pratiques médicales et la manière de mieux comprendre les maladies, la médecine constituant le « milieu associé » qui les rendent efficaces et pertinentes comme le souligne Gilbert Simondon[1]. Selon lui, il est impossible de définir les objets techniques en tant qu'objets de connaissance, sans introduire la question des relations qu'ils entretiennent avec un milieu associé. Il faut

[1] Gilbert Simondon, *Du mode d'existence des objets techniques*, Paris, Aubier, 1989.

donc analyser les liens des techniques entre elles, ainsi que les réseaux, les infrastructures et les équipes qui les utilisent. Il s'agit de considérer que, par les techniques, on retrouve des enjeux essentiels de la pratique médicale dans la mesure où l'arrivée de ces techniques est de nature à transformer et à reconfigurer en profondeur les pratiques de recherche et la clinique.

La médecine d'aujourd'hui est directement associée à des objets techniques car son développement passe par toutes les technologies d'acquisition des données, que ce soit des données biologiques acquises à très haut débit ou d'autres types de données, et par l'ensemble des outils informatiques qui permettent d'analyser et d'interpréter ces données. Une technique définit par elle-même ce que l'on peut obtenir ou appréhender ou regarder, ce qui rend nécessaire de comprendre comment les données sont produites et comment elles circulent et sont utilisées. De fait, les technologies pour la santé sont très diverses[1] et la complémentarité des méthodes et des techniques s'impose. Outre les technologies qui permettent d'observer et de comprendre les mécanismes du vivant, elles recouvrent l'ensemble des technologies utilisées sur le plan clinique, dont l'imagerie, la bio-ingénierie ou le traitement informatique des données. Elles sont aujourd'hui complétées par l'introduction de données en très grand nombre et l'utilisation des mathématiques, et, face à la diversité et à la quantité des données, l'apport des statistiques et des probabilités a été considérable. Le panorama des techniques peut être schématisé de la façon suivante :

---

[1] http://www.inserm.fr/thematiques/technologies-pour-la-sante/enjeux

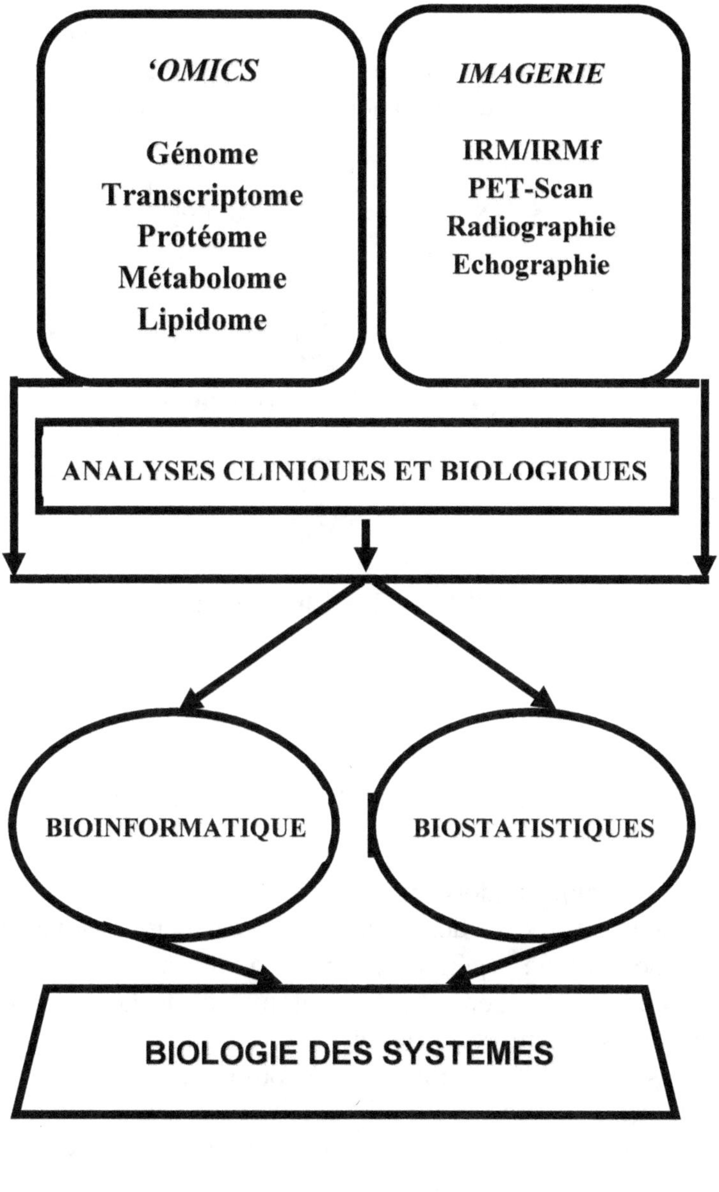
'OMICS
Génome
Transcriptome
Protéome
Métabolome
Lipidome
IMAGERIE
IRM/IRMf
PET-Scan
Radiographie
Echographie
ANALYSES CLINIQUES ET BIOLOGIQUES
BIOINFORMATIQUE
BIOSTATISTIQUES
BIOLOGIE DES SYSTEMES

I-1 Les technologies *'omics*

Pour passer de caractéristiques biologiques moléculaires aux caractéristiques phénotypiques telles que l'apparition d'une pathologie, une cascade « *'omics* » s'enchaîne :

GÉNOME : 20 000 à 25 000 gènes

↓

TRANSCRIPTOME : 100 000 transcrits

↓

PROTÉOME : 1 000 000 protéines

↓

MÉTABOLOME : 7 500 métabolites

Les techniques doivent permettre de rassembler des données au niveau des gènes contenus dans le noyau de chaque cellule (génome) mais aussi au niveau de l'expression des gènes (transcriptome) et de la traduction des gènes exprimés (protéome), pour ensuite modéliser les interactions (interactome et métabolome) et aboutir aux connaissances du vivant (biologie des systèmes, approche interdisciplinaire afin de comprendre des systèmes biologiques complexes).

Si la fonction d'un gène peut apparaître simple, la fonction des produits des gènes ne l'est pas et la réponse n'est pas unique. Seule « l'étude de ce qui gouverne l'expression d'un gène et sa traduction en une protéine ayant une certaine structure et une certaine fonction »[1] le permet. C'est ce qu'on appelle la post-génomique.

Si les approches massivement parallèles, les '*omics* », permettent de caractériser l'ensemble des composants biologiques, l'ADN, les ARNs, les protéines, etc. - il ne faut pas oublier que la complexité est de taille puisqu'un individu est constitué de près de 10^{14} cellules, que chaque cellule contient environ 22 000 gènes[2], chaque gène codant en moyenne 6 ARNs messagers, ou ARNs codants, sans oublier des ARNs non codants faisant un vaste complexe d'interactions puisqu'on considère qu'entre deux gènes distincts plus de 360 millions d'interactions sont possibles. Quant aux protéines et peptides, on estime leur nombre entre 500 000 et 2 000 000.

Le séquençage du génome

L'acide désoxyribonucléique (ADN), est une macromolécule biologique, présente dans toutes les cellules, qui contient le génome, c'est-à-dire toute l'information génétique permettant le développement, le fonctionnement et la reproduction des êtres vivants.

---

[1] Jean Hache, *Les enjeux des biotechnologies*, Colombelles, Editions EMS, 2005, page 26.

[2] Le nombre exact de gènes fait encore l'objet de discussions. On estime que, dans le génome humain, il y a entre 20 000 et 25 000 gènes codant pour des protéines.

Les molécules d'ADN sont constituées d'un enchaînement de quatre nucléotides comportant une des quatre bases nucléiques, l'adénine (A), la cytosine (C), la guanine (G) ou la thymine (T). Les molécules d'ADN sont formées de deux brins antiparallèles enroulés l'un autour de l'autre pour former une double hélice, la règle d'appariement étant un A face à un T et un C face à un G.

Séquencer le génome revient à déterminer l'ordre dans lequel se succèdent les nucléotides le long d'un brin d'ADN.

Le séquençage de l'ADN par la méthode de synthèse enzymatique de Sanger a été utilisé pendant plus de 30 ans pour lire le code génétique des organismes vivants. La dernière génération des séquenceurs à capillaires, utilisant la technique Sanger, permet aujourd'hui de lire jusqu'à 2 millions de bases en une demi-journée. Mais, dès l'année 2007, sont apparues sur le marché des machines dotées de débits de 50 à 1 000 fois supérieur. Ces séquenceurs dits de « nouvelle » génération (NGS *New Generation Sequencing*) ont permis de s'affranchir d'un certain nombre de biais de la méthode Sanger comme la nécessité de cloner l'ADN[1] à séquencer. La lecture de plusieurs millions de séquences en parallèle avec ces nouveaux séquenceurs à « haut débit » a considérablement accéléré les analyses en génomique[2].

[1] Le clonage de l'ADN consiste à isoler un fragment d'ADN et à le multiplier à l'identique en l'insérant dans un vecteur, comme le bactériophage M13, permettant son amplification. C'est une opération longue et fastidieuse.

[2] M.L. Metzger, « Sequencing technologies - the next generation », *Nat Rev Genet*, 2010, 11, pp. 31-46.

Trois technologies sont apparues de façon quasi simultanée :

- le pyroséquençage, développé par Roche[1], assure la détection de la base incorporée à l'aide d'une réaction chemoluminescente, détectée par une caméra CCD. Cette technologie permet d'obtenir aujourd'hui jusqu'à 1 million de séquences pouvant atteindre jusqu'à 400 bases.
- le séquençage avec des terminateurs réversibles, développé par Illumina[2], réalise l'étape d'amplification sur un support solide sur lequel sont réalisées directement les réactions de séquence. L'extrémité des bases est protégée pour empêcher l'addition de bases supplémentaires à chaque cycle d'incorporation. Une lecture laser permet alors de détecter simultanément toutes les positions incorporées. Le clivage des fluorophores permet ensuite l'incorporation de la base suivante. La lecture est effectuée ainsi cycle après cycle. Cette méthode permet l'acquisition en parallèle de plus de 3 milliards de séquences de 100 bases de long.
- le séquençage par ligation, développé par Applied Biosystems[3], met en œuvre une réaction de séquençage par un système assez complexe de cycles de ligation et de clivage. Cette technique permet non seulement la lecture de la séquence mais inclut un système de correction des erreurs d'incorporations. Grâce à cette méthode, il est possible de lire jusqu'à un milliard et demi de séquences en parallèle de 75 bases de long.

---

[1] http://www.rochediagnostics.fr
[2] http://illumina.com
[3] http://www.lifetechnologies.com

Le séquençage à haut débit permet de s'affranchir des biais de l'hybridation, il dispose d'une gamme dynamique plus grande et la résolution des résultats obtenus est disponible à la base près. Ces méthodes NGS ont maintenant atteint la maturité technologique nécessaire à leur adoption large par la communauté scientifique et médicale. Elles ont conduit à la mise en place des plateformes de génomique très haut débit, présentées comme une mutualisation des moyens. On peut ajouter une quatrième approche, les séquenceurs basés sur des « nanopores »[1] qui permettent, à partir d'une analyse sur une molécule unique, de détecter un à un les nucléotides du brin d'ADN à séquencer en différenciant les signatures électriques spécifiques à chacune des quatre bases nucléiques.

Le génome personnel d'un individu représente approximativement 100 gigabytes de données, soit environ l'équivalent de 102 400 photographies, mais avec les technologies qui se sont développées, le coût d'obtention des données est inférieur aux coûts pour les stocker, les récupérer et les analyser. Obtenir l'information génétique intégrale d'un individu est devenu une réalité et son coût, le « génome à 1000 dollars »[2], rendra la technique applicable à grande échelle sur un marché de masse, même s'il faut relever que le coût du séquençage n'inclut pas le traitement des données, ni même le coût salarial. Néanmoins, si les nouvelles techniques de séquençage à très haut débit et à bas coût offrent de grandes perspectives dans le domaine médical, il ne faut pas oublier qu'elles ne donnent des

---

[1] M. Wanunu, « Nanopores : A Journey Toward DNA Sequencing », *Physics of Life Review*, 9, 2012, 125-158.

[2] Kevin Davies, *The $ 1000 genome, The Revolution in DNA Sequencing and the New Era of Personalized Medicine*, USA, Free Press 2010.

informations que sur le génome, l'ADN, et que le génome n'est qu'un niveau d'analyse. C'est pourquoi il faut s'intéresser à ce qui touche à l'expression des gènes, à leur traduction en protéines et à l'interaction des protéines entre elles dans des réseaux métaboliques qui mettent en œuvre d'autres technologies que les technologies de séquençage.

Le transcriptome

Le transcriptome est l'ensemble des ARN (messagers, ribosomiques, de transfert et autres espèces d'ARN) issus de la transcription du génome. La caractérisation et la quantification du transcriptome dans un tissu donné ou dans un type cellulaire, et dans des conditions données, permettent d'identifier les gènes actifs, de déterminer les mécanismes de régulation d'expression des gènes et de définir les réseaux d'expression des gènes. Les techniques couramment utilisées pour mesurer simultanément la concentration d'un grand nombre de types différents d'ARN messagers, sont généralement des puces à ADN (après reverse transcription) ou *microarrays*, et le séquençage d'ARN à haut débit (RNA-seq). Les puces à ADN ont ouvert la voie à de nouvelles approches d'acquisition rapide de nombreuses informations biologiques. Par leur miniaturisation et leur automatisation, elles permettent d'analyser simultanément des milliers d'échantillons.

L'analyse de l'expression des gènes, qui peut porter simultanément sur des milliers de gènes, a conduit au développement de bases de données et de standards de présentation intégrant notamment les détails cliniques. Les données sont généralement des données d'expression relative et non absolue puisqu'elles résultent d'une analyse différentielle entre deux situations, une situation normale et une situation pathologique par exemple, tout en relevant qu'un individu normal n'existe pas, que ce n'est qu'un individu singulier et que donc il faut faire l'analyse différentielle entre un organe sain (des cellules saines) et un organe atteint (cellules tumorales) du même individu.

Le transcriptome, en permettant l'analyse de l'expression des gènes permet de passer du génome à l'épigénome[1]. L'expression des gènes, étape intermédiaire essentielle pour passer du gène à la protéine, dépend non seulement de l'enchaînement des bases nucléiques du gène, mais aussi de l'environnement du gène, qui a de nombreuses composantes et dont l'étendue peut être variable. Pour illustrer, alors que le génome est le même dans toutes les cellules et qu'il ne dépend, sauf accidents, ni du temps (l'âge de l'individu), ni du lieu (l'organe), ni de l'état (sain ou pathologique) faisant en quelque sorte du génome une information statique, le transcriptome, au contraire, est dynamique puisque l'expression des gènes dépend de :

- l'âge (un nouveau-né, un adulte, un senior n'exprimeront pas les mêmes gènes) ;
- l'organe (les gènes exprimés dans un neurone ne seront pas les mêmes que dans une cellule cardiaque) ;
- l'état de l'individu (les gènes s'exprimeront différemment dans une cellule saine et dans une cellule tumorale par exemple).

---

[1] L'épigénétique (qui conduit à l'épigénome) désigne l'ensemble des mécanismes moléculaires qui affectent l'expression des gènes.

Le protéome

La protéomique permet d'identifier et d'évaluer toutes les protéines, par type cellulaire ou par organe par exemple, et notamment leurs modifications post-traductionnelles qui interviennent après la traduction des ARNs messagers en chaînes polypeptidiques. Elle utilise des technologies matures, comme l'électrophorèse bidimensionnelle associée à la spectrométrie de masse, et des technologies encore en phase de développement comme les puces à protéines.

Rappelons que, si le code génétique existe, ce n'est qu'une correspondance statique entre une structure linéaire de bases nucléiques et une structure linéaire d'acides aminés conduisant à la protéine. Or une protéine n'est pas qu'une structure linéaire mais essentiellement une structure tridimensionnelle qui n'est pas codée directement par l'ADN et qui dépend éventuellement des modifications post-traductionnelles. Une même chaîne peut se replier de différentes façons et avoir différentes fonctions. C'est dire l'importance de la protéomique.

Le métabolome et le lipidome

La métabolomique étudie le rôle joué par les métabolites, notamment dans les relations entre statut physiologique et phénotype. Elle met en oeuvre toute une diversité de plates-formes depuis la chromatographie associée à la spectrométrie de masse jusqu'à la RMN, résonance magnétique nucléaire.

Parmi les métabolites, nombreux sont les métabolites lipidiques, les lipides étant notamment des régulateurs de la fonction du cerveau. Les lipides sont importants parce que de nombreux processus moléculaires sont contrôlés par des protéines associées aux membranes et parce qu'ils sont impliqués dans beaucoup de voies métaboliques et de régulation de l'activité des protéines.

La lipidomique utilise, comme la protéomique, la spectrométrie de masse pour identifier les lipides, mais la phase de séparation n'utilise pas une électrophorèse bidimensionnelle mais une technique de chromatographie liquide haute performance[1].

'omics et nanobiotechnologies

De façon générale, le diagnostic moléculaire repose sur l'identification et la détection de marqueurs biologiques à l'échelle infra-cellulaire (protéines, acides nucléiques, ...). Les instruments d'analyse biologique à haut débit (biopuces ou *microarrays*, séquenceurs de nouvelle génération, procédés reposant sur la spectrométrie de masse) répondent à ces besoins, d'une part par leur capacité à discriminer finement des molécules et des états moléculaires, d'autre part par la parallélisation qui permet de tester des milliers ou dizaines de milliers d'analytes simultanément.

Toutes ces évolutions ont été accompagnées du développement des nanotechnologies, et donc des nanobiotechnologies[2], combinaison de la biologie et de l'ingénierie nanométrique. Outre le parallélisme des mesures, ce développement s'est caractérisé par une miniaturisation de plus en plus importante qui s'est traduite par la possibilité d'utiliser du matériel biologique en quantité très réduite. Il est d'ailleurs apparu un nouveau

---

[1] Prifti et al., « FunNet : an integrative tool for exploring transciptional interactions », *Bioinformatics*, 2008 Nov 15, 24 (22), pp. 2636-2638.

[2] Marcel Lahmani, Patrick Boisseau, Philippe Houdy, *Les nanosciences – 3 – Nanobiotechnologies et nanobiologie*, Paris, Belin, 2007.

terme, celui de nanomédecine, qui a rapidement été associé à celui de médecine personnalisée[1].

Retenons simplement à ce stade que si les gènes (génome) peuvent constituer une information de départ, il ne faut pas oublier que ces gènes doivent être exprimés (transcriptome) et que les gènes exprimés doivent être traduits (protéome) pour ensuite modéliser les interactions (interactome et métabolome) et aboutir aux connaissances du vivant (biologie des systèmes, approche interdisciplinaire afin de comprendre les systèmes biologiques complexes). Une cascade d « *'omics* » s'enchaîne pour passer des caractéristiques biologiques moléculaires aux caractéristiques phénotypiques tels que l'apparition d'une pathologie. Les séquenceurs de nouvelle génération[2] ont considérablement réduit le coût et le délai nécessaire au séquençage d'un génome entier. Parallèlement, les puces permettent de faire très rapidement des recherches de mutations et des analyses différentielles de l'expression de gènes entre une situation saine et une situation pathologique.

I-2 Les techniques d'imagerie

La physique est souvent à la base des nouvelles technologies utilisées dans les sciences du vivant et la médecine post-génomique[3]. C'est le cas des systèmes d'imagerie, toujours plus résolutifs : photographie, radio, IRM, CT scanner, PET scan, échographie, etc sont de plus en plus utilisés dans les applications médicales et répondent

---

[1] K. K. Jain, « Nanobiotechnology and Personalized Medicine », *Prog. Mol. Biol. Transl. Sci.*, 2011, 104, pp. 325-354.

[2] M.L. Metzger, « Sequencing technologies - the next generation », *Nat Rev Genet*, 2010, 11, pp. 31-46

[3] Stephen F. Keevil, « Physics and medicine : a historical perspective », *The Lancet*, Vol. 379, April 21, 2012, pp. 1517-1524.

à des attentes. Les techniques d'imageries médicales, en dehors de la radiographie traditionnelle, sont néanmoins encore récentes même si les principes physiques sur lesquels elles reposent sont connus depuis longtemps. En fait, leurs développements, outre des progrès d'ordre technique, n'ont été possibles que par les avancées de l'informatique, notamment l'accroissement exponentiel de la puissance des ordinateurs.

L'imagerie multiplie ses outils et permet d'obtenir des informations à plusieurs niveaux :

- au niveau structurel, en donnant accès à des informations sur la morphologie des organes, tissus ou cellules (par exemple, le volume ou la forme d'une éventuelle lésion) ;
- au niveau fonctionnel, en donnant accès à des informations concernant le fonctionnement et l'activité métabolique des organes, tissus ou cellules.

Pratiquement, on pourrait regrouper l'imagerie médicale en quatre catégories d'images :

- La radiographie traditionnelle, basée sur la propagation des rayons X.
- L'échographie par ultrasons, utilisant les réflexions différentielles selon la nature des obstacles rencontrés par les ultrasons lors de leur propagation quand ce qu'on visualise n'est pas en mouvement, ou l'effet Doppler, caractérisé par un glissement en fréquence quand l'objectif cherché est en mouvement.
- La tomographie par émission de positrons, technique d'imagerie fonctionnelle utilisant des isotopes artificiels. Un positron, émis lors d'une

désintégration radioactive, parcourt une petite distance et entre presque instantanément en collision avec un électron. Ils s'annihilent ainsi l'un l'autre et produisent dans ce processus deux photons qui partent dans deux directions opposées, formant l'un par rapport à l'autre un angle de 180°. C'est ce phénomène qui permet la reconstruction d'une image par l'identification du point d'émission de l'isotope le long de la ligne reliant les deux rayons gamma.

- L'imagerie par résonance magnétique (IRM) qui utilise la résonance qui intervient lorsqu'un système oscillant (le spin du noyau d'un atome d'hydrogène par exemple) est excité par un phénomène lui-même périodique (un champ magnétique en l'occurrence). Elle relève de la physique quantique.

L'IRM ne visualise pas directement, mais traite les données pour reconstituer des images, ce qui permet, par exemple, de suivre l'activation des zones du cerveau selon son activité. Cette technique présente l'avantage d'être efficace et a-traumatique puisqu'elle ne nécessite pas l'ingestion d'une substance particulière. Néanmoins, et c'est vrai pour les autres techniques d'imagerie, si l'IRM permet de « voir » ce qui, sans elle, demeurerait caché au sein du corps humain, seul le médecin ou le clinicien est capable d'interpréter les images reconstituées et, il faut se demander si voir c'est savoir. L'imagerie médicale instaure, de fait, une relation entre le sujet et son corps vivant, ce qui donne toute sa validité à la proposition de Gilbert Simondon : « la technique doit être comprise en tant que médiateur et non en tant qu'instrument »[1].

---

[1] Gilbert Simondon, *Du mode d'existence des objets techniques*, Paris, Aubier, 1989, page 67.

Si l'imagerie est devenue une icône dans le domaine médical, illustrant bien la médecine scientifique à laquelle tout un chacun estime avoir droit, on peut cependant relever que les techniques d'imagerie sont généralement éloignées de toute perspective thérapeutique. Cela peut être illustré par l'imagerie cérébrale fonctionnelle qui se limite le plus souvent à l'acquisition de connaissances relatives au fonctionnement du cerveau. Cela a des limites. Ainsi, voir l'activation de certaines zones du cerveau chez un sujet confronté à un problème de mathématiques ne permet pas de mieux comprendre la manière qu'a le sujet de raisonner.

Chaque pathologie dispose de son type d'image, elle-même associée au haut débit, vu à la fois comme un confort et une nécessité. Cela conduit souvent à considérer que voir c'est un peu savoir, mais de quel savoir s'agit-il ? Le partage d'expertise autour de l'image doit être développé, l'image étant *a priori* complexe et porteuse d'informations globalisées (métadonnées).

I-3 Bioinformatique

La bioinformatique, dans son acceptation la plus large, se réfère au traitement informatique de toute information biologique, mais dans la pratique, se réfère aux séquences génomiques, protéomiques, voire aux autres *'omics*. En fait, elle regroupe l'ensemble des concepts et des techniques nécessaires à l'interprétation informatique de l'information biologique, à savoir :

- La bioinformatique des séquences, qui traite de l'analyse de données issues de l'information génétique contenue dans la séquence de l'ADN ou dans celle des protéines qu'il code.

- La bioinformatique structurale, qui traite de la reconstruction, de la prédiction ou de l'analyse de la structure 3D ou du repliement des macromolécules biologiques (protéines, acides nucléiques).
- La bioinformatique des réseaux, qui s'intéresse aux interactions entre gènes, protéines, cellules, organismes, en essayant d'analyser et de modéliser les comportements collectifs d'ensembles de briques élémentaires du Vivant.

La bioinformatique est passée d'une approche traditionnelle de la biologie, ne s'intéressant qu'à un seul gène, à une approche combinant *Data Mining* et analyse intégrative qui facilite les déterminations fonctionnelles du génome[1]. Envisager la recherche de réseaux d'interactions par une analyse globale du génome et de l'épigénome ouvre la voie à de nouvelles connaissances. Le développement des séquenceurs de nouvelle génération aboutit à la connaissance de la totalité du génome d'un individu à un coût raisonnable et dans un délai court, ce qui permet d'envisager l'utilisation de la connaissance du génome entier en clinique[2], mais le problème est de transformer les séquences lues en applications cliniques. Cela nécessite une approche multi-étapes permettant d'abord d'assembler les données obtenues, puis d'identifier les variants génomiques dans le génome assemblé, enfin d'associer les variants identifiés à des effets.

---

[1] P. Bertone, M. Gerstein, « Integrative data mining : the new direction in bioinformatics », *IEEE Eng. Med. Biol. Mag.*, 20 (4), 2001, pp. 33-40.

[2] M. N. Bainbridge, W. Wisniewsi, D. R. Murdoch, J. Friedman, C. Gonzaga-Jauregui, I. Newsham, « Whole-genome sequencing for optimized patient management », *Sci. Transl. Med.* 2011, 3 (87)re3.

L'informatique est devenue un apport fondamental à la biologie moléculaire. Les moyens informatiques sont naturellement utilisés pour le stockage ou la gestion des données mais également pour l'interprétation de ces données. Pour passer de la biologie à la médecine, une première approche consiste à passer des *'omics* aux études d'association. Ces études visent à caractériser les fréquences alléliques de nombreux gènes afin de mettre en évidence les allèles qui diffèrent entre deux groupes, un groupe de patients atteints d'une pathologie et un groupe témoin de contrôle. Si on fait cette étude au niveau du génome, on parle de *GWAS* (*Genome-Wide Association Studies*) et on cherche généralement à mettre en évidence des mutations ponctuelles (*SNPs*) comme marqueurs génétiques. Mais on peut aussi faire des études d'association à d'autres niveaux, comme celui de l'expression des gènes ou de l'épigénétique par exemple.

I-4 Biostatistique

La mathématisation et la statistique sont vite devenues une aide à la rationalisation progressive de l'expérimentation, une aide face à la variabilité biologique, la moyenne statistique renvoyant au collectif et la variance réintroduisant l'individuel. En fait, le terme statistique est polysémique puisqu'il recouvre à la fois une méthodologie mathématique de recueil de données et une méthodologie d'analyse des données recueillies, l'inférence statistique qui consiste à induire les caractéristiques inconnues d'une population à partir d'un échantillon issu de cette population.

La statistique fait appel à des concepts abstraits. Parmi ces concepts on peut retenir le « *odds ratio* ». L'*odds* de la survenue de quelque chose, par exemple la présence d'un biomarqueur dans une cohorte de patients atteints de la même maladie, est le rapport entre la probabilité que l'événement (la présence du biomarqueur) arrive et la probabilité qu'il n'arrive pas (l'absence du biomarqueur). Ainsi, si dans une cohorte de patients, la probabilité de mettre en évidence un variant génétique est de 25 %, l'*odds* de l'événement « le variant génétique est présent » est de 25/75 = 0,33.

Quand on parle *d'odds ratio*, on fait le rapport du même événement dans deux échantillons ou cohortes différents. C'est une mesure de l'effet de la taille de l'échantillon décrivant la force d'une association ou la non-indépendance entre deux données. *L'odds ratio* est toujours supérieur ou égal à zéro. Si on garde l'exemple d'un biomarqueur, s''il est :

- proche de 1, le biomarqueur est indépendant du groupe ;
- supérieur à 1, le biomarqueur est plus fréquent dans le groupe A que dans le groupe B ;
- bien supérieur à 1, le biomarqueur est beaucoup plus fréquent dans le groupe A que dans le groupe B ;
- inférieur à 1, le biomarqueur est moins fréquent dans le groupe A que dans le groupe B ;
- proche de zéro, le biomarqueur est beaucoup moins fréquent dans le groupe A que dans le groupe B.

Parmi les méthodes statistiques, les méthodes de régression sont largement utilisées. La plus simple est la régression linéaire, mais la plus courante dans le domaine biomédical est sans doute la régression logistique[1]. Elle

[1] D. W. Hosmer, S. Lemeshow, *Applied Logistic Regresssion*, Second edition, Wiley, 2000.

s'utilise généralement lorsque la variable à expliquer est qualitative, le plus souvent binaire (l'apparition d'une maladie par exemple). Les variables explicatives peuvent être cependant soit qualitatives, soit quantitatives. La variable dépendante est habituellement la survenue ou non d'un événement (maladie ou autre) et les variables indépendantes sont celles susceptibles d'influencer la survenue de cet événement, par exemple les variables mesurant l'exposition à un facteur de risque ou à un facteur protecteur.

La régression logistique reste une simplification mathématique[1] de phénomènes complexes, et repose théoriquement sur des conditions (individus sélectionnés de façon aléatoire, indépendamment les uns des autres), dont le respect est trop peu souvent vérifié[2].

On pourrait multiplier les exemples qui montrent la richesse des outils de statistique, mais aussi la nécessité de dépasser ces outils et de les appréhender dans ce qu'ils apportent. Il faut surtout s'interroger sur la signification biologique et médicale des analyses statistiques, et également assurer à ces analyses statistiques une certaine confiance. Si la probabilité est une notion qui a connu un développement considérable dans de nombreuses activités, il faut cependant pouvoir interpréter la signification de l'information donnée par la probabilité. La probabilité pose la question de son rapport au possible, et, sans doute faut-il distinguer les notions de possibilité et de probabilité, la

---

[1] Pour une seule variable X par exemple, le modèle logistique détermine $\text{Logit } P = \alpha + \beta X$ avec $\text{Logit } P = \text{Ln } P - \text{Ln}(1-P)$ où P est la probabilité de Y sachant X.

[2] Pour la régression logistique, la variable dépendante suit généralement une loi de Bernoulli de paramètre p (p la probabilité moyenne pour que l'événement se produise).

probabilité étant une qualification ou une quantification de la possibilité.

Le possible est sans doute ce qui est peu prévisible, tandis que le probable exprime une qualification des connaissances.

I-5 *Big Data* et outils d'analyse

Le phénomène *Big Data*, la production, le recueil et stockage de données en grand nombre, est investi de grandes ambitions dans le champ biomédical : mettre à jour de nouvelles vérités scientifiques, comprendre l'étiologie des maladies, identifier de nouvelles réponses thérapeutiques ou préventives.

Cela s'accompagne de la sophistication des technologies développées pour produire, stocker et disséminer les données utilisées en médecine, les données génomiques par exemple, mais pas uniquement, sans oublier, comme le souligne Sabina Leonelli, que les circonstances dans lesquelles les données sont collectées, les différents niveaux d'organisation, des gènes et cellules aux organismes, populations et même écosystèmes, auxquels elles se réfèrent, affectent profondément les voies à travers lesquelles elles sont interprétées[1]. Les institutions jouent par ailleurs un rôle de premier plan dans les pratiques de traitement et de diffusion des données[2]. Grâce aux technologies, notamment les technologies d'analyse moléculaire à très haut débit, la médecine intensifie sa

[1] Sabina Leonelli, « Introduction : Making sense of data-driven research in the biological and biomedical sciences », *Studies in History and Philosophy of Biological and Biomedical Sciences*, 43 (2012), pp : 1-3.

[2] Sabina Leonelli, Data-Centric Biology, a philosophical study, Chicago, MI, The University of Chicago Press, 2016.

démarche d'objectivation et de quantification mais crée de nouveaux cadres épistémiques. Comprendre les mécanismes d'une maladie, identifier des cibles moléculaires sur lesquelles agir, prévenir ou retarder l'apparition d'une maladie, faire évoluer les pratiques de la recherche souvent focalisées sur un modèle biomédical qui réduit la complexité d'une question en privilégiant une hypothèse, … tels sont les enjeux épistémiques qu'il faut analyser sous le regard des technologies et des outils utilisés par les médecins et cliniciens.

De nombreuses infrastructures, généralement construites autour des nouvelles technologies, ont été développées ces dernières années et ont orienté largement la recherche en permettant un changement d'échelle dans les approches utilisées. En travaillant ensemble, ces infrastructures font le pont entre la recherche fondamentale, la recherche appliquée et les développements. C'est ce qu'a permis, par exemple, le projet *BIOMEDBRIDGES*[1] regroupant douze infrastructures de recherche biomédicale en Europe, en facilitant l'intégration et le partage des données, tout en réglant les problèmes de l'interopérabilité dans les sciences de la vie.

Les *Big Data* sont associées aux technologies de l'information et de la communication et présentent quelques caractéristiques importantes :

- les données sont produites en permanence ;
- les données sont stockées indéfiniment, du moins en théorie, car il existe des limites au stockage, peu comprises aujourd'hui, qui nécessitent des sauvegardes régulières, sans oublier que les bio-

[1] *Building data bridges between biological and medical infrastructures in Europe*

banques reposent sur la volonté des politiques scientifiques d'en assurer le financement ;

- les données sont traitées massivement, et ce sont ces traitements qui peuvent aboutir à des connaissances[1] ;
- les données produisent elles-mêmes de nouvelles données.

Quand on parle de *Big Data*, on peut avoir en tête deux types de données, les données « larges » obtenues sur une grande population, et les données « profondes » obtenues en acquérant de nombreuses données biologiques et cliniques pour chaque individu. Dans le domaine médical, quand on parle de *Big Data,* ce n'est pas que la quantité qui est déterminante, mais surtout l'association, dans une même analyse, de données variées et non structurées, afin d'en déduire des informations qu'il aurait été impossible de mettre en évidence avec les analyses classiques de données structurées. L'acquisition des données est de plus en plus facile, de plus en plus diversifiée et de moins en moins couteuse, mais quand on parle de *Big Data* dans le domaine médical, ce qui est *Big* c'est le nombre de paramètres à prendre en compte pour chaque sujet, plutôt que le nombre de sujets qui peut être limité. On n'a pas affaire à une population, mais à des individus, aussi la situation est différente. S'il y a effectivement un nombre très important de paramètres différents et hétérogènes, ces paramètres ne concernent qu'un nombre limité de personnes, des patients ou un groupe de référence, et généralement pas une population importante[2].

---

[1] Sabina Leonelli, Data-Centric Biology, a philosophical study, Chicago, MI, The University of Chicago Press, 2016, page 45.

[2] Ce n'est évidemment pas le cas des études épidémiologiques elles, doivent avoir une signification au niveau d'une population.

Les données sont porteuses de sens et de connaissance et ont ainsi une valeur. Elles ont aussi une véracité malgré l'hétérogénéité qui les caractérise :

- ce peut être une hétérogénéité liée aux phénomènes biologiques, notamment au niveau d'analyse (molécule, cellule, tissu, …) ;
- ce peut être une hétérogénéité liée aux bases de données, au stockage et à la sélection des données ;
- ce peut être une hétérogénéité liée aux traitements des données et à la modélisation.

Les données sont des briques élémentaires d'information et plusieurs, voire de nombreuses, données sont nécessaires pour donner du sens et produire de l'information. Pour étudier, traiter et si possible prévenir les maladies qui sont le résultat d'interactions complexes entre la génétique et de nombreux autres facteurs, on a besoin d'avoir accès à une multitude de données, dont des données biomédicales et des données environnementales, ainsi que les données génétiques qui sont celles qui profitent le plus des avancées technologiques. Le développement intense de la génomique, de la transcriptomique, de la protéomique, bref de toutes les approches « *'omics* », donne naissance à un nombre de données sans précédent et les nouvelles générations de séquenceurs ne font qu'amplifier toujours plus le phénomène.

De nombreuses bases de données moléculaires sont disponibles. Les bases récentes sont destinées à stocker une variété de données, produites automatiquement et obtenues expérimentalement, et à les rendre accessibles à des groupes de chercheurs ou de cliniciens pouvant avoir des cultures épistémiques très différentes.

Les données ne font pas sens en elles-mêmes. Elles présentent un caractère abstrait qui nécessite un travail de standardisation, d'homogénéisation et de commensurabilité pour les rendre « *scalables* », c'est-à-dire susceptibles de figurer sur une même échelle. Ceci souligne que toute production de connaissances est toujours située, aussi savoir comment se construisent et se disséminent les données, leur format, leur qualité s'impose avant toute analyse. Les circonstances dans lesquelles on en dispose affectent profondément les voies à travers lesquelles elles sont interprétées, sans oublier que le savoir fait nécessairement intervenir le regard du chercheur ou du clinicien qui interroge les bases de données à partir des connaissances dont il dispose déjà.

De nouvelles technologies et de nouveaux outils ont été nécessaires pour profiter de l'opportunité des *Big Data.* Aux outils mathématiques, comme les statistiques et les méthodes d'optimisation et de réduction des données, s'ajoute le *Data Mining,* l'opération qui permet d'extraire une connaissance à partir des données. Elle permet de trouver les données pertinentes dans une grande masse de données[1] en utilisant soit un modèle statistique, comme une distribution par exemple, soit une approche d'apprentissage, soit une approche algorithmique. Son objet est de mettre en évidence des faits cachés dans une masse de données. Dans le cas où les paramètres sont beaucoup plus nombreux que les échantillons disponibles, ce qui est généralement le cas dans le domaine de la santé, l'approche *Data Mining*[2] de fouille de données doit être associée à des méthodes d'apprentissage, soit un

---

[1] Amos Bairoch, *Comment rassembler l'information : présent et futur*, Genève, Dept. Instruction Publique, 2006.

[2] S. Tuffery, *Data Mining et Statistique décisionnelle : l'intelligence des données*, Paris, Technip, 2007.

apprentissage supervisé au cours duquel on se focalise entièrement sur la caractérisation d'une variable cible, soit un apprentissage non supervisé qui peut aboutir, par exemple, à la création d'une typologie de patients. Avec le *Data Mining*, on peut considérer que la connaissance, fondée sur des échanges entre des situations, est en construction perpétuelle et que cette construction est fondée sur l'emploi de techniques toujours renouvelées et sur l'accès à des données toujours plus nombreuses.

En complément du *Data Mining*, des technologies cherchent à se rapprocher du cerveau humain qui peut capturer et analyser une myriade de données sensitives à chaque instant, et cela de façon efficace et robuste Le système de calcul du cerveau est en effet différent de celui d'un ordinateur puisqu'il partitionne et stocke individuellement, si bien que les calculs sont effectués de façon distribuée et en parallèle. C'est là l'origine de nouvelles technologies de traitement de données comme *Hadoop*[1] et *Map/Reduce*[2]. Ces technologies partagent les données en sous-systèmes, dispersés dans des milliers d'ordinateurs jusqu'à ce qu'ils puissent être traités directement, avant de recombiner les différentes solutions pour apporter une solution unique au problème d'origine.

Dans *Map/Reduce*, *Map* est la partie qui localise les données et résultats de chaque machine, tandis que *Reduce* agrège l'ensemble des résultats à la fin. Ce système tire son efficacité de la puissance du parallélisme tout en évitant les difficultés liées aux connexions entre des milliers de machines.

[1] http://hadoop.apache.org.

[2] J. Deam, S. Ghemawat, « MapReduce : simplified data processing on large clusters", *ACM* 51 (1), 2008, pp. 107-113.

L'explosion des données moléculaires a nécessité de développer des méthodes pour pouvoir les partager et donc de définir des standards pour cela. Ces standards portent autant sur la description de l'expérimentation ayant permis l'obtention des données que sur l'exécution proprement dite de l'expérience[1]. Les données ne doivent être ni corrompues, ni incohérentes et, dans la mesure du possible, ni incomplètes. C'est une condition importante pour que les techniques d'exploration de données (*Data Mining*) permettent d'aboutir à des « index composites » sans avoir à exploiter les données dans le détail. Quelles que soient les approches utilisées pour obtenir des données, il faut rappeler que tous les détails concernant les conditions expérimentales spécifiques et les procédures utilisées sont nécessaires pour être capable d'interpréter correctement les résultats. Il est donc important que ces données soient enregistrées avec les données d'observation ou les résultats car il faut considérer que les *Big Data,* en raison de leurs différents modes d'obtention, sont souvent bruitées, dynamiques, hétérogènes, corrélées et peu fiables. Pour qu'elles aboutissent à une nouvelle connaissance, il faut intégrer cette diversité[2], d'autant plus que les systèmes médicaux d'information sont de nature composite, associant de multiples composants hétérogènes. Relevons cependant que, dès lors que les conditions expérimentales deviennent suffisamment stabilisées et standardisées, l'obtention de

---

[1] S. A. Chervitz, E. W. Deutsch, D. Field, H. Parkinson, J. Quackenbusch, P. Rocca-Serra, « Data standards for Omics data : the basis of data sharing and reuse », *Methods Mol. Biol.*, Clifton, NJ, 2011, 719, pp. 31-69.

[2] Sabina Leonelli, « Integrating data to acquire new knowledge : three modes of integration in plant science », *Studies in History and Philosophy of Biological and Biomedical Sciences*, 44, 2013, pp. 503-514.

résultats toujours insatisfaisants signifie que l'hétérogénéité mesurée n'est pas un artefact expérimental, mais une propriété de ce que l'on observe.

Retenons simplement à ce stade que l'usage des *Big Data* médicales comporte la promesse d'une personnalisation des traitements médicaux, en favorisant la prévention avec un meilleur suivi des patients, le diagnostic médical et l'adaptation des traitements les plus efficaces. Soulignons cependant un paradoxe, celui de la personnalisation espérée par une montée en abstraction dans la datasphère.

Chapitre II

Biomarqueurs, une première approche

La production massive de données a l'ambition de mettre à jour de nouvelles connaissances médicales grâce au concept de biomarqueur, mais qu'est-ce qu'un biomarqueur ?

II-1 Définition et statut

Il existe plusieurs définitions du biomarqueur[1]. Si l'on reprend la définition proposée par les *NIH* (*National Institutes of Health*) américains, les biomarqueurs sont simplement définis comme une caractéristique mesurée objectivement et évaluée comme indicateur de processus physiologiques ou pathologiques, voire comme indicateur de l'action de médicaments. Ils peuvent ainsi servir au *diagnostic*, notamment au diagnostic précoce de maladies présentant une longue phase asymptomatique, au *pronostic* de l'évolution d'une maladie chronique longue durée pour laquelle aucun traitement thérapeutique n'est disponible, à la *prédiction* de l'évolution d'une maladie à la suite d'un traitement thérapeutique, ou encore à la prise en compte, par la pharmacogénétique, de la réponse des individus à un traitement en prenant en compte leur profil génétique.

---

[1] K. Strimbu, J. A. Travel,, « What are Biomarkers ? », Curr. Opin. HIV AIDS, 5(6), 2010, pp : 463-466.

Ces biomarqueurs peuvent être très divers. Cette diversité peut se traduire par des mutations ponctuelles[1] (*Single Nucleotide Polymorphisms* ou *SNPs*[2]) réparties sur l'ensemble du génome, mais aussi par un niveau d'expression d'un ensemble de gènes, par la présence de certaines protéines, par des concentrations de métabolites ou encore par des activités d'enzymes spécifiques comme les kinases. Ce sont des molécules biologiques présentes dans le sang, dans les liquides corporels et les tissus organiques, ou dans les tumeurs elles-mêmes dans le cas des cancers, qui peuvent témoigner d'un processus normal ou anormal, ou de la présence d'un trouble ou d'une maladie.

Les mutations de l'ADN constituent la source la plus connue de variation en biologie. Si ces mutations ne sont pas silencieuses, elles changent le fonctionnement de l'organisme considéré. Les *SNPs* sont souvent privilégiés dans la recherche de biomarqueurs[3]. Ils sont généralement détectés dans des études d'association (*GWAS*) qui comparent une population de patients atteints d'une certaine maladie à une population de référence. Parallèlement à l'étude des mutations génétiques, les phénomènes d'épigénétique constituent d'autres mécanismes sources de variations.

---

1 Une mutation ponctuelle substitue un nucléotide (par exemple l'adénine) à un autre (par exemple la thymine), à un endroit déterminé du génome.

2 Le nombre de *SNPs* est encore mal connu. Pour certains, on retrouve une mutation ponctuelle en moyenne toutes les 300 bases, ce qui conduit à 10 voire à 15 millions de *SNPs* au niveau populationnel. On peut ajouter qu'entre le génome de deux individus sans lien de parenté il y a environ 2 millions de *SNPs* (données fournies par Béatrice Desvergne, de l'Université de Lausanne, lors d'un séminaire au Centre Cavaillès, à l'ENS, le 13 décembre 2016).

3 H.-J. Garchon, P. Dieudé, « Les biomarqueurs : en génomique, comment cela fonctionne-t-il ? », *Revue du Rhumatisme*, 78 (2011), 165-168.

Il est difficile de donner une définition unique de ce qu'est l'épigénétique. Historiquement, ce terme a été introduit pour désigner tous les mécanismes mis en jeu pour passer du génotype au phénotype. Puis l'épigénétique est devenue l'étude des modulations de l'expression génétique à travers les modifications de la chromatine (l'ADN et son squelette protéique), notamment par méthylation des protéines histones[1]

L'épigenèse contribue à rebattre les cartes entre le rôle des gènes et celui de l'environnement, l'action des gènes se trouvant sous la dépendance de facteurs qui leur sont extérieurs. Elle oblige à penser les liens entre inné et acquis, nature et environnement, sous forme d'une interaction complexe entre de multiples niveaux d'organisation. En résumé, les modifications épigénétiques modifient la quantité d'expression d'un gène donné alors que les mutations de l'ADN modifient la structure des protéines et donc l'effet qualitatif résultat de l'expression du gène.

Le développement des techniques a provoqué une accélération et une amplification de l'acquisition des données qu'il faut, dans une première étape, transférer, stocker, sécuriser et analyser à l'aide d'outils statistiques. Pour avoir des ordres de grandeur, nous pouvons noter que :

- Un échantillon de 10 000 individus pour 600 000 variables (SNPs) représente 50 Go (giga-octets) de données brutes, correspondant, après filtrage de l'information, à environ 2 Go de données traitées.

---

[1] E. Jablonka & M. J. Lamb, « The changing concept of Epigenetics », *Annals of the New York Academy of Sciences*, 981, 2002 : 82-96).

- Le séquençage des parties codantes (exome) de 1000 individus représente 30 To (tera-octets) de données brutes pour des données effectives traitées de 10 Go.
- Quant au séquençage du génome complet de 1 000 individus, il nécessite un espace de travail de 500 To pour un volume de données effectivement traitées de 200 Go.

Par ailleurs, dans l'enthousiasme qui a suivi le séquençage du génome humain, de nombreux scientifiques, en s'appuyant sur quelques constatations isolées, ont supposé que certaines variations dans le génome étaient plus souvent associées à certaines maladies. Cette hypothèse, dite des variations fréquentes, n'a pas vraiment donné de résultats, car « la majorité des variations fréquentes n'ont pas permis d'établir de correspondance biologique avec une maladie et n'ont pas d'utilité clinique en ce qui concerne le pronostic ou le traitement »[1]. Cela a amené certains à dire, soit qu'il ne fallait s'intéresser qu'aux variations génétiques rares[2], soit que l'importance de l'environnement des gènes a une telle influence sur leur expression qu'il doit être pris prioritairement en compte. La difficulté additionnelle, c'est que ces variants rares, tout en pouvant avoir un effet important, ne sont pas détectés par la majorité des *GWAS* car ces études ne se focalisent généralement que sur des variants qui apparaissent dans au moins 5% de la population étudiée. Il faut donc s'interroger sur l'interprétation que l'on donne aux *GWAS*. Tient-on compte de l'impact biologique des gènes ou donne-t-on trop

---

[1] Stephen Hall, « Génome et médecine : la révolution retardée », Pour la Science, N° 399, 2011, pp. 36-43.

[2] Une variation génétique est considérée comme rare si la mutation est présente chez moins de deux pour cent de la population.

d'importance aux valeurs statistiques, notamment à la p-valeur ?[1]. En fait, au lieu de considérer la p-valeur, il est préférable de retenir le « *odds ratio* » déjà introduit. C'est une mesure de l'effet de la taille de l'échantillon décrivant la force d'une association ou la non-indépendance entre deux données. La difficulté est que dans les études *GWAS*, les *odds ratios* ne sont pas grands.

De fait, un biomarqueur est plus qu'une molécule. Il faut se garder de l'essentialiser ou d'y voir une substance qui serait inscrite dans une chaîne causale. C'est plutôt un signal dont les variations statistiques présentent une corrélation significative avec une pathologie, et ces variations doivent pouvoir être détectées grâce à un test validé et utilisable en clinique. Mais dire cela n'est pas suffisant. Si l'on suit Xavier Guchet[2], le biomarqueur peut avoir une double signification :

- Ce peut être un biomarqueur « actionnable » en ce sens qu'il permet le diagnostic, le pronostic et éventuellement l'intervention thérapeutique en identifiant des cibles moléculaires sur lesquelles agir.
- Ce peut être un biomarqueur « signe ou trace », plus associé au mode de vie et à la qualité de vie des personnes, qui intervient dans des cascades d'interactions moléculaires, suivies ainsi à la trace, qui résultent tant de phénomènes internes que de phénomènes externes liés à des événements naturels

[1] Par exemple, si 1000 individus entrent dans l'étude et qu'on obtient une p-valeur de 0,003, en testant 10 000 individus, on obtiendra une p-valeur supérieure, ce qui sera analysé comme plus significatif, alors que l'information biologique reste exactement la même.

[2] Xavier Guchet, *La médecine personnalisée, un essai philosophique*, Paris, Les Belles Lettres, 2016.

ou sociaux. En renvoyant à quelque chose qui n'est déjà plus là, la trace ne peut être l'objet d'une certitude.

Ces deux significations se retrouvent, sans doute avec des poids différents selon la pathologie, dans toutes les pathologies. Notons cependant que le biomarqueur n'est pas plus un symptôme que le signe d'un état pathologique. Si le diagnostic biologique avec des biomarqueurs permet de détecter des anomalies ou des lésions susceptibles, mais pas nécessairement, de conduire à une maladie comme un cancer ou une maladie neurodégénérative, si les biomarqueurs peuvent témoigner d'un processus normal ou anormal, ou de la présence d'un trouble ou d'une maladie, ils ne présentent généralement aucun lien de causalité direct avec une maladie dont en plus, très souvent, on ne peut pas définir l'origine.

Comment alors appréhender le statut d'un biomarqueur ? Nous en reparlerons quand nous nous interrogerons sur la pertinence de la question de la causalité, mais le plus souvent, il n'y a pas de lien de causalité direct entre un biomarqueur et une maladie. Le biomarqueur est une altération, qui a une signification biologique, mais il ne renvoie pas à une situation préalable non-altérée. Suivant Michel Foucault, on pourrait dire que, pour un biomarqueur, « le propre du savoir n'est ni de voir ni de démontrer mais d'interpréter »[1], en relevant que la multiplication des biomarqueurs va amener des difficultés d'interprétation. Ajoutons néanmoins que leur présence, même en très faible quantité, peut permettre un diagnostic précoce d'une anomalie, simplement en les détectant, même si leur signification n'est pas clairement connue. On

[1] Michel Foucault, *Les mots et les choses*, Paris, NRF Gallimard, 1966.

peut en effet admettre qu'un test basé sur un biomarqueur peut être utile sans qu'on ait besoin d'avoir une connaissance, ne serait-ce que partielle, de la fonction biologique associée à ce biomarqueur.

Le degré d'information diffère selon la nature du biomarqueur et les messages qu'il porte sont plus ou moins validés. Tout cela peut expliquer la difficulté du passage de la biologie à la médecine, la difficulté de leur application en médecine. La problématique du niveau de preuves de ces biomarqueurs est, en effet, essentielle. Un biomarqueur a deux composantes, une composante biologique associée à ses variations et une composante pratique qui permet son utilisation en clinique. Cela implique la mesure simultanée d'un nombre important d'entités, fonction de l'état de l'individu, et une analyse faisant appel aux statistiques, tout en soulignant, dès maintenant, que les notions de moyenne et de variance, issues de statistiques sur une large population, n'ont pas de sens pour un individu particulier. Ce qui est important, c'est d'intégrer[1] toutes les informations, qu'elles soient quantitatives ou qualitatives. L'objectif final est de quantifier l'incertitude inhérente à chaque individu afin d'arriver à une plus grande certitude en médecine, en se basant sur des données scientifiques. Il y a un « jeu » entre les caractéristiques génétiques, voire immunologiques, spécifiques de l'individu et l'environnement dans lequel il se trouve qui aboutit à un phénotype qui, du point de vue médical se traduit en paramètres physiopathologiques affectant l'individu.

Cela revient à envisager les constituants moléculaires, non plus isolément, mais dans leur contexte, au sein d'un

---

[1] S. Huang, « The practical problems of post-genomic biology », *Nature Biotechnology*, 2000, 18, pp. 471-472.

environnement, ce qui peut se résumer par une équation du type :

« Génome * Exposome = Phénome »

Dans cette équation, nous avons mis un « * » et non un « + » pour rappeler qu'il y a bien des interactions et non seulement des effets additifs. Elle illustre la nécessité de disposer de données sur l'environnement auquel peut être soumis une personne[1].

Le concept d'exposome, construit par analogie au génome, illustre la nécessité de relier la personne à son environnement. L'exposome est ainsi l'ensemble des expositions auxquelles est soumis un individu, que ce soit dans son environnement ou dans son alimentation ou son mode de vie. Ce concept a été lui-même divisé en trois catégories[2] par Christopher Paul Wild qui, le premier, a introduit ce concept :

- l'environnement interne à l'organisme, notamment les concentrations en métabolites et en hormones ;
- l'environnement externe spécifique qui se réfère à des éléments comme l'exposition à des agents infectieux, à des rayonnements ou à différents polluants ;
- les facteurs externes généraux, notamment tout ce qui touche aux aspects socio-économiques et culturels.

---

[1] C. P. Wild, « Complementing the.genome with an « exposome » : the outstanding challenge of environmental exposure measurement in molecular epidemiology », *Cancer Epidemiol. Biomarkers Prev* 2005 ; 14(8), pp.1847-1850, Epub 2005/08/17.

[2] C. P. Wild, « The exposome : from concept to utility », Int. J. EPIDEMIOL., 2012 ; 41(1), pp. 24-32, Epub 2012/02/03.

Retenons, à ce stade que, plutôt qu'une molécule isolée, un biomarqueur est un objet complexe, un ensemble de molécules analysées avec des algorithmes de bioinformaticiens. Mais, qu'en est-il des techniques susceptibles d'être utilisées ?

II-2 Rôle des technologies et biologie des systèmes

Face à la complexité des phénomènes et des technologies utilisées dans le cadre de la médecine, une approche transdisciplinaire, et non interdisciplinaire, et encore moins multidisciplinaire, s'impose.

Considérer le phénotype comme résultant d'une combinaison du génotype et de l'environnement nécessite de développer des méthodes pour rassembler et traiter des informations sur l'environnement de la personne. Mais, tout cela conduit à des données. Cela a déjà été signalé, elles peuvent se distinguer selon leur caractère structuré ou non[1] et selon leur niveau hiérarchique, données élémentaires ou métadonnées.

La santé est un secteur qui concentre d'énormes volumes de données très hétérogènes : imageries, ordonnances, comptes rendus d'analyse ou d'intervention, données administratives, publications scientifiques, sans oublier, désormais, les commentaires sur les réseaux sociaux. Il faut croiser toutes ces données et se demander ce que ces données ont en commun, notamment quelles propriétés les caractérisent le plus, des propriétés « catégorielles » ou des propriétés « dispositionnelles » par exemple.

---

[1] Ainsi, une base de données orientée objet est un ensemble de données structurées, tandis que des documents, des images, des sons ne sont pas *a priori* structurés du point de vue d'un système d'information.

L'afflux massif de données issues du séquençage de génomes entiers, et des différentes technologies *'omics*, ne fait que confirmer la complexité des phénomènes biologiques et la nécessité de parcourir différents niveaux d'organisation pour mieux comprendre le fonctionnement biologique d'un système. Cela revient à dire qu'il n'y a pas un niveau de causalité privilégié et que le rôle des gènes ne peut être compris qu'en dépassant le niveau moléculaire pour prendre en compte les niveaux d'organisation supérieurs[1]. Cela amène à envisager les constituants moléculaires du vivant, non plus isolément, mais dans leur contexte, comme le contexte social et économique et dans leur environnement.

Pour suivre la proposition de John Dewey[2], on pourrait remplacer « contexte / environnement » par « situation », terminologie qui met en évidence le caractère évolutif des conditions (facteurs conceptuels, matériels, sociaux, institutionnels) impliquées dans le développement des connaissances. Ce qui compte alors, ce sont les réseaux de relations entre les différents constituants, avec, comme conséquence, non pas une causalité définie mais une causalité distribuée. Dans les maladies complexes, le rôle des gènes doit être repensé car leur expression dépend de l'expression d'autres gènes, mais aussi de facteurs épigénétiques, métaboliques et environnementaux. Sans doute faut-il rejeter tout jugement de valeur sur le génome d'un individu et parler plutôt de « vulnérabilité génétique » à tel ou tel environnement, telle ou telle activité, tel ou tel stress, etc., que de prédisposition génétique. Thomas

---

[1] D. Noble, « Claude Bernard, the first systems biologist, and the future of physiology », *Experimental Physiology*, 2008, vol. 93, pp. 16-26.

[2] John Dewey, *Logic : The Theory of Inquiry*, New York, Holt, Rinehart and Winston, 1938.

Heams l'énonce clairement :« Même si l'on empêche constitutivement le fonctionnement d'un gène crucial pour la survie des bactéries, celles-ci sont capables, en exprimant de très nombreux gènes préalablement « éteints », de trouver des solutions inattendues pour survivre dans un milieu supposé hostile quand ce gène est invalidé. [...] Cela incite à penser le génome d'un organisme non pas tant comme le support d'un programme, mais comme une boîte à outils dans laquelle la cellule pioche tant qu'elle peut dans le cadre d'un comportement exploratoire, jusqu'à ce que, si le milieu lui en laisse le temps, elle trouve une « solution ». Le génome est donc une mémoire de solutions évolutives archivées et mobilisables »[1].

Cela pose la question fondamentale de la robustesse des systèmes biologiques, c'est-à-dire de leur étonnante capacité à maintenir leurs caractéristiques phénotypiques fondamentales à travers les variations internes (génétiques) ou externes (environnementales). Cette robustesse peut être produite par de la redondance[2], mais dans la plupart des cas, la robustesse d'un système tient à son mode d'organisation. D'un point de vue conceptuel, la mise en évidence de l'insuffisance de la connaissance du génome pour prédire les fonctions précises des régions codantes, pour comprendre les processus complexes[3], a confirmé la nécessité de passer à une vision plus systémique, s'appuyant sur des approches fonctionnelles et donc moins centrées sur le génome.

---

[1] Thomas Heams, « Expression stochastique des gènes et différenciation cellulaire », in J.J. Kupiec, O. Gandrillon, M. Morange, M. Silberstein (dir.), *Le hasard au coeur de la cellule. Probabilités, déterminisme, génétique*, Paris, Syllepse, 2009, page 36.

[2] Ainsi on a deux reins et un seul suffit pour vivre.

[3] Evelyn Fox Keller, *Le siècle du gène*, Paris, Gallimard, 2003.

Les approches bio-informatiques, mathématiques ou logiques s'avèrent nécessaires pour faire face à l'avalanche des données, notamment les données *'omics*. Cela résulte de la nécessité de comprendre les phénomènes en termes de réseaux complexes. Cela conduit à des approches plus intégratives que réductrices et aboutit à des modélisations dont il ne faut jamais oublier qu'elles sont contextualisées. Pour dépasser les limites de la biologie moléculaire, il faut, entre autres, se diriger vers des modèles de régulation en réseau et non en cascade linéaire. C'est l'objet de la biologie des systèmes.

La biologie des systèmes[1] permet de mieux comprendre la régulation des gènes et leur pleiotropie, c'est-à-dire les divers effets qu'un gène ou un ensemble de gènes peut avoir sur diverses fonctions. En termes généraux, la biologie des systèmes vise à saisir la complexité dynamique des systèmes vivants en combinant des stratégies mathématiques, informatiques et expérimentales. Elle a pour but de comprendre les interactions dynamiques entre composants d'un système vivant, et entre systèmes vivants en interaction avec l'environnement, en relevant qu'il y a différents niveaux d'analyse, le réseau moléculaire et le réseau des organes par exemple. La biologie des systèmes est l'étude intégrative, par modélisation, des gènes, des protéines, des réactions biochimiques et d'autres processus physico-chimiques considérés en tant que systèmes dynamiques d'éléments en interaction. C'est une approche de choix pour s'intéresser aux réseaux, qu'ils soient

[1] Harald Hampel et al., « Development of Biomarkers to Chart All Alzheimer's Disease Stages : The Royal Road to Cutting the Therapeutic Gordian Knot », *Alzheimer & Dementia* 8, n°4 (2012) : 312-36.

métaboliques[1], génétiques ou de signalisation, et pour prendre en compte les évolutions en fonction du temps.

La biologie des systèmes a pour objectif de comprendre les fonctions physiologiques d'un organisme à partir des mécanismes moléculaires, en parcourant les différents niveaux d'organisation de cet organisme. Elle suppose donc que le fonctionnement biologique implique plusieurs niveaux d'organisation, qu'il n'y a pas un niveau privilégié qui pourrait tout expliquer et que le niveau moléculaire, notamment le rôle des gènes, ne peut être compris qu'en prenant en compte les niveaux d'organisation supérieurs. Elle vise à réunir génomique, physiologie et connaissance clinique de l'individu et de son histoire.

On retrouve l'importance de l'épigénétique et de la prise en compte de tous les facteurs autres que les facteurs génétiques, comme les facteurs environnementaux ou les facteurs associés au mode de vie[2], qui peuvent intervenir sur l'expression et la régulation des gènes, ainsi que sur la traduction (et même les modifications post-traductionnelles, telles que la méthylation) des gènes exprimés.

---

[1] il est intéressant de noter une évolution du vocabulaire. On est passé de la voie métabolique au réseau métabolique.

[2] On peut se demander s'il faut continuer à parler en termes de facteurs et ne pas adopter l'approche dialectique de Richard Lewontin (*La Triple Hélice : les gènes, l'organisme, l'environnement*, Paris, Seuil, 2003) pour qui les phénomènes observables à tout instant font partie de processus, qui ont une histoire et un futur, dont les voies ne sont pas uniquement déterminées par leurs unités constitutives. Ils sont composés d'unités dont on peut décrire les propriétés, mais l'interaction de ces unités, lors de leur constitution engendre des complexités qui font que les produits obtenus sont qualitativement différents des parties constitutives.

Progressivement, la biologie s'est mise à s'intéresser autant aux transferts d'information qu'aux transferts d'énergie et de matière, et la génétique s'est ainsi imposée. S'il a été vite clair que l'organisme était co-produit par son génome et par son environnement, l'information (l'épigénétique) contenue dans l'ensemble de la machinerie qui « lit » le message génétique, que Lewontin a appelé « la triple hélice », est devenue une préoccupation croissante, traduisant le fait qu'aucun texte n'a de sens s'il n'est traduit par un lecteur.

Il faut donc intégrer des données génomiques et phénotypiques ainsi que des informations sur l'environnement du sujet ou de l'organisme et noter que les études se déplacent de l'objet matériel (molécule, cellule, organe, etc.) vers une analyse entre les objets. On retrouve l'équation déjà présentée :

« Génome * Exposome = Phénome »

La biologie des systèmes conduit à des modèles et ces modèles peuvent aider à comprendre les relations multi-causales et les maladies complexes, tout en pouvant donner un sens aux résultats des expérimentations *'omics*. La biologie des systèmes est associée aux modèles mathématiques[1], ce qui permet notamment de prendre en compte les aspects dynamiques de phénomènes car ces modèles utilisent des équations différentielles (temps) ou des équations aux dérivées partielles (temps et espace). Cet aspect dynamique est important pour comprendre les

---

[1] O. Wolkenhauer & A. Muir, »The complexity of cell-biological systems », in C. Hooker (Ed.), *Philosophy of complex systems*, 2011, Amsterdam, Elesevier, pp. 355-385.

mécanismes de rétroaction qui sont « la base de toutes les formes de régulation, de contrôle et de coordination à tous les niveaux dans les organismes vivants »[1].

Un modèle décrit un phénomène, mais ne l'explique pas[2]. Il ne fait que représenter la réalité, il n'est pas la réalité, encore moins la réalité complète. Le mieux est sans doute de construire des modèles extrêmement simplifiés des réseaux dans lesquels sont insérés les différents constituants, en ignorant la nature et les détails des interactions moléculaires. Ajoutons qu'un modèle prédictif n'est pas nécessairement un modèle explicatif. Les corrélations peuvent être utilisées pour une prédiction probabiliste, mais n'expriment pas une causalité. C'est une limite fondamentale pour les applications médicales car, pour celles-ci, il est nécessaire de disposer de modèles explicatifs. Aussi, la question de la contribution respective des méthodes inductives et des travaux théoriques se pose avec le développement de la biologie des systèmes.

La biologie des systèmes comprend les phénomènes biologiques en tant que processus et les étudie en fonction de leur dynamique de régulation. Elle extrait des structures de régulation à partir de données quantitatives. La place des biomarqueurs est donc à interroger, notamment en les replaçant dans le processus de diagnostic multimodal rassemblant un faisceau d'arguments conduisant vers un diagnostic de probabilité.

---

[1] O. Wolhenhauer et al., « A plea for more theory in molecular biology », in P. Bringmann, E. C. Butcher, G. Parry & B. Weiss (Eds), *Systrems Biology – Applications and Perspectives*, Berlin, 2007.

[2] D.M. Kaplan et C. F. Craver, « The explanatoryforce of dynamical and mathematical models in neuroscience : A mechanistic perspective », *Philosophy of Science*, 2011, 78, 601-627.

II-3 Modes d'existence des biomarqueurs

Comment alors appréhender le statut d'un biomarqueur ? A n'en pas douter, c'est un objet de la biologie et de la médecine, mais quel est son mode d'existence, quels sont ses caractères distinctifs ?

Un biomarqueur est un objet technique concret qui est défini par ses relations. C'est un objet dont les relations avec le milieu extérieur font partie du fonctionnement même de l'objet. S'interroger sur son mode d'existence, c'est être en position critique, c'est d'abord interroger l'objet, connaître ses caractéristiques et le type de relation qu'on a avec l'objet. Selon Gilbert Simondon, il est impossible de définir les objets techniques en tant qu'objets de connaissance, sans introduire la question des relations qu'ils entretiennent avec un milieu associé composé d'autres objets techniques, de réseaux, d'infrastructures et des hommes qui les utilisent. Gilbert Simondon définit en effet le "mode d'existence" des objets techniques par des caractéristiques relationnelles, mais il affirme aussi fermement qu'ils ont une existence propre, au-delà des intentions humaines En parlant de mode d'existence des objets techniques, Simondon signifie qu'il faut penser autrement la technique que comme un ensemble de moyens. Il faut l'envisager comme un système physico-chimique en relation avec un environnement. C'est la relation qui fait la propriété, ce n'est pas la substance.

Un biomarqueur n'est pas conçu (*designed*) et ne peut pas être considéré comme un « artefact ». Cependant grâce à un processus de bio-objectivation faisant appel aux technologies à haut débit, à la biostatistique et à la bioinformatique, il devient un objet technique susceptible de présenter un grand intérêt pour les actions médicales, mais sans signification indépendamment des outils qui permettent de le construire comme objet de connaissance.

Les biomarqueurs pris isolément n'apportent que des informations très partielles. En ce sens, un biomarqueur est en fait un ensemble de biomarqueurs reliés par des modèles, une véritable signature de la pathologie, et on ne peut pas lui enlever une de ses caractéristiques sans lui modifier sa nature. On peut ajouter que le biomarqueur est :

- d'abord un objet de connaissance et non une représentation directe de la réalité ;
- ensuite un objet entouré d'incertitude ;
- enfin un objet dont on n'a pas la maîtrise totale.

Pour résumer ; le biomarqueur peut avoir plusieurs voies explicatives, tout en n'étant jamais complétement donné. On peut considérer qu'il laisse ouvertes des zones d'incertitudes, voire d'imprévisibilité. Ce n'est pas à proprement parler un objet réel. On pourrait dire que c'est une inconnue sans définition, toujours en devenir.

Enfin, si, à n'en pas douter, les biomarqueurs sont des objets de la biologie et de la médecine, il ne faut pas occulter le conflit qui peut exister entre l'acquisition de nouvelles connaissances par les chercheurs et la résistance à leur utilisation par les praticiens. L'utilisation des biomarqueurs ne fait pas nécessairement l'unanimité : « si les biomarqueurs sont prescrits dans le cadre d'un protocole de recherche, on peut penser que cela a un sens. Mais pratiqués à la sauvage […] ils n'ont aucun intérêt clinique pour les patients et ils ne doivent pas être utilisés »[1].

---

[1] Professeur Olivier Saint-Jean, responsable du service de gériatrie de l'hôpital européen Georges-Pompidou, *Le Monde Diplomatique*, N° 743, Février 2016

Deuxième Partie

Les Pathologies

Cancers et

maladies neurodégénératives

Chapitre III

Pathologies

Les maladies auxquelles doit faire face la médecine sont très diverses. On peut citer, sans chercher à être exhaustif, les maladies cardio-vasculaires, les cancers, les maladies neuro-dégénératives, les maladies respiratoires, les maladies dermatologiques, les maladies mentales, sans oublier les maladies infectieuses ou les maladies rares.

La Classification internationale des maladies (CIM[1]), publiée par l'Organisation mondiale de la santé, est une classification médicale codifiée classifiant les maladies et une très vaste variété de signes, symptômes, lésions traumatiques, empoisonnements, circonstances sociales et causes externes de blessures ou de maladies. Elle donne une présentation synthétique des pathologies.

Les maladies infectieuses sont des maladies contagieuses, le contact direct avec le malade contribuant à la propagation de l'infection. Celle-ci peut être due à la contamination de l'air, de l'eau, de la nourriture, ou provoquée par une piqure d'insecte. Les infections sont dues à des micro-organismes, des agents pathogènes, comme des virus, des bactéries, des champignons ou encore

[1] *International Statistical Classification of Diseases and Related Health Problems*, ICD)

des protozoaires. Dès qu'ils pénètrent dans le corps, la personne contracte une infection. La pandémie que le monde connait avec l'apparition du coronavirus SARS-COV2 montre la grande vulnérabilité de l'homme face à des virus inconnus et nouveaux.

A côté des maladies infectieuses, les maladies chroniques sont des maladies de longue durée, évolutives, qui ont un fort retentissement sur la vie quotidienne. Ces maladies chroniques, appelées aussi maladies complexes, sont de plus en plus répandues et leurs temporalités invitent à personnaliser leurs traitements. Ainsi qu'il a été présenté dans l'introduction, le vocable de médecine personnalisée est particulièrement polysémique. Nous souhaitons le considérer comme un phénomène social complexe et prendre l'exemple de deux grandes familles de pathologies, les cancers et les maladies neuro-dégénératives illustrées par la maladie d'Alzheimer, pour mettre en évidence la pluralité de ce concept de médecine personnalisée. On peut noter, pour appuyer ce choix, qu'une enquête réalisée par la Fondation pour la recherche sur Alzheimer entre le 23 et le 25 juin 2017, auprès d'un échantillon de 1 058 personnes a montré que la maladie d'Alzheimer vient au second rang des maladies les plus redoutées, après le cancer.

III-1 Les cancers

Le cancer demeure la première cause de mortalité dans les pays développés. Mais chaque malade présente une situation unique tant les mécanismes moléculaires et cellulaires peuvent être très différents.

Définition des cancers

Le cancer est une pathologie génétique qui se manifeste dans une ou plusieurs zones du corps humain, mais dont l'origine est cellulaire. D'où l'importance de comprendre les mécanismes cellulaires impliqués dans son apparition et dans son développement, considérant qu'un adulte se compose de près de quarante billions de cellules (4.10^{13}) regroupées dans des tissus ou des organes. De fait, les cancers sont des maladies caractérisées par la prolifération incontrôlée de cellules, une tumeur étant un amas de cellules qui s'accumulent en raison d'une prolifération cellulaire anormale. En se multipliant de façon anarchique, les cellules cancéreuses donnent naissance à des tumeurs de plus en plus grosses qui se développent et ont tendance à envahir les tissus voisins et à migrer dans d'autres parties du corps, produisant ce qu'on appelle des métastases.

Les étapes du cancer peuvent être regroupées dans des stades allant de I à IV, de la forme la plus précoce à la forme la plus avancée ayant produit des métastases, mais plus généralement on ne retient que deux grandes phases, la croissance de la tumeur primaire et la métastase, le cancer cessant d'être une maladie locale dès l'instant où des métastases sont apparues.

Les traitements contre les cancers

On peut considérer trois périodes dans les traitements contre les cancers :

- La première période, jusqu'à la fin du XXème siècle, a été celle des chimiothérapies et radiothérapies classiques. Les chimiothérapies ont fait régulièrement des progrès au niveau de leur efficacité et l'utilisation de produits anti-émétiques puissants ont permis d'agir contre les vomissements et les nausées accompagnant les traitements. Quant aux radiothérapies, elles ont bénéficié des développements technologiques permettant de mieux focaliser les rayons sur la tumeur sans irradier les organes sains.

- La seconde période correspond aux débuts de l'immunothérapie. Elle est plus récente puisqu'elle date environ de l'année 2010. Ces médicaments évitent qu'un récepteur spécifique des globules blancs (le PD1) ne soit pas bloqué par une molécule émise par la tumeur (la PDL1), ce qui, dans le cas contraire, rend inactif le système immunitaire pour lutter contre la tumeur. Ces immunothérapies sont considérées aujourd'hui comme des armes extrêmement prometteuses pour lutter contre les tumeurs.
- La troisième période a démarré avec la génomique et la post-génomique, notamment l'épigénétique qui a, par exemple, révélé deux mécanismes importants, la méthylation qui éteint un gène et l'acétylation qui active un gène. Dans une cellule cancéreuse, on observe un rebond de méthylation et avec le séquençage à haut débit, on peut détecter les méthylations anormales. Par ailleurs, le séquençage des cellules tumorales conduit à repenser complètement la classification des tumeurs en tenant compte de certaines caractéristiques de la tumeur ouvrant la possibilité de thérapies ciblées contre une anomalie génomique ou épigénomique[1].

[1] Tous cancers confondus, on considère aujourd'hui qu'il y a une quarantaine de gènes à cibler par des thérapeutiques spécifiques

Le XXIème siècle, avec la possibilité du séquençage complet, rapide et peu coûteux des génomes et une description de plus en plus précise des protéines essentielles aux réponses cellulaires[1] ouvre de grandes perspectives dans le traitement des cancers en permettant l'utilisation des médicaments dirigés spécifiquement contre les cellules tumorales et en renforçant la réponse immunitaire. Les *Big Data* interviennent. Le séquençage des cellules tumorales, la comparaison avec le séquençage des tissus sains fournit une immense quantité d'informations qui permettent, non seulement d'identifier les gènes mutants, mais aussi les changements chimiques de la séquence et donc les altérations qui s'en déduisent, ce qui amène à se demander pourquoi ne pas agir sur le gène à l'origine de la prolifération anormale des cellules. Les technologies de correction du génome comme la CRISPR existent, encore faut-il que l'intervention génétique atteigne les cellules à traiter.

> Le système CRISPR/Cas9 est un nouveau système simple, rapide et efficace pour couper l'ADN à un endroit précis du génome, dans n'importe quelle cellule. Il est constitué d'un « ARN guide », qui cible une séquence d'ADN particulière, associé à l'enzyme Cas9, qui, comme des ciseaux moléculaires, coupe l'ADN

On n'a pas affaire à un gène du cancer mais à une action de plusieurs gènes entraînant une cascade de défaillances, à des niveaux très divers, qui aboutissent à la prolifération anarchique et infinie des cellules cancéreuses. Les mécanismes en jeu sont multiples et complexes. C'est par

[1] Ce qu'on appelle le « kinome humain », plus précisément l'étude des protéines comme les thymidines kinases qui régulent la prolifération, la régulation du métabolisme, l'apoptose, etc … des cellules.

l'expression différentielle de cent à deux cents gènes qu'une tumeur se distingue d'un tissu normal.

Les cellules tumorales, en raison de leurs mutations, modifient les récepteurs membranaires, présents sur toute cellule, ce qui leur confèrent des caractéristiques propres dont le résultat peut être une insensibilité aux signaux d'arrêt de la croissance cellulaire, un évitement de l'apoptose ou encore une promotion de l'angiogenèse aboutissant à la formation de nouveaux vaisseaux sanguins irrigant la tumeur ou un leurre perturbant le système immunitaire. Ces connaissances permettent d'envisager des thérapies ciblées contre les cancers, dirigées contre des cibles spécifiques de la cellule tumorale, c'est-à-dire contre les protéines qui permettent à cette cellule de développer leurs fonctions anormales. Elles sont le plus souvent combinées à d'autres traitements plus conventionnels ou utilisées après un premier traitement pour éviter que la tumeur ne réapparaisse. Le mode d'action des nouveaux agents ciblés est très différent et beaucoup plus subtil que celui des médicaments de la chimiothérapie conventionnelle. Jusqu'à aujourd'hui, les agents utilisés n'ont pas de réelle spécificité vis-à-vis des cellules cancéreuses ; ils tuent au hasard les cellules se divisant rapidement dans l'organisme. Ce n'est pas le cas du *Glivec.*

Le *Glivec* est un anticancéreux qui appartient à la famille des inhibiteurs de tyrosine kinase. Il agit en bloquant une enzyme spécifique, appelée tyrosine kinase Bcr-Abl, responsable de la production accrue de globules blancs. Il permet ainsi que le nombre de globules blancs dans le sang redevienne normal. Il cible également d'autres tyrosine kinases impliquées dans d'autres cancers.

Le *Glivec* est un exemple de médicaments qui ne tuent pas aveuglément les cellules qui se divisent ; ils bloquent les signaux de prolifération aberrants que reçoivent les cellules malignes, en repérant leur talon d'Achille et en inhibant l'action des molécules anormales qu'aura choisies la tumeur pour s'affranchir des systèmes de contrôle et de surveillance de l'organisme.

La découverte du *Glivec* illustre ainsi bien le fait que la caractérisation des mutations génétiques des cellules cancéreuses constitue un tournant majeur pour la découverte de nouveaux traitements des cancers, plus intelligents et plus efficaces, les thérapies ciblées.

Pratiquement les médicaments des thérapies ciblées se répartissent en deux grandes catégories[1] :

- Les anticorps monoclonaux qui interagissent avec les récepteurs de la membrane cellulaire.
- Les médicaments à petites molécules qui réagissent avec certaines enzymes impliquées dans la cascade de signaux entre le récepteur membranaire et le noyau de la cellule.

Si les seconds peuvent être produits par synthèse chimique, les premiers ne peuvent l'être que par un processus biologique, ce qui suppose de mettre en œuvre des systèmes et des procédés de culture de cellules animales et qui peut provoquer un rejet de l'anticorps de la part de l'organisme si celui-ci le considère comme une protéine étrangère.[2].

---

[1] Les médicaments à base d'anticorps monoclonaux ont souvent des noms se terminant par « mab » (anticorps monoclonal en anglais) tandis que les médicaments agissant contre les chaînes enzymatiques intracellulaires ont des noms se terminant par « ib » (pour inhibiteur).

[2] Pour éviter ce rejet, on utilise des techniques de génie génétique

À ces thérapies ciblées, s'ajoute l'immunothérapie visant à intensifier la réponse immunitaire de l'organisme face aux cellules cancéreuses. Son coût est très élevé, mais elle permet de cibler certaines des molécules responsables de l'inhibition du système immunitaire.

Que ce soit les anticorps monoclonaux dirigés contre des récepteurs, les inhibiteurs contre les chaînes enzymatiques intracellulaires ou l'immunothérapie ciblée, ces médicaments ne sont pas des tueurs de cellules, mais des inhibiteurs de leur prolifération et de leurs divisions anarchiques et infinies. Ils pourraient sans doute transformer nombre de cancers avancés en une maladie chronique, ces traitements étant peu toxiques et pouvant être administrés sans limite tant qu'ils ont une certaine efficacité.

Les bénéfices des technologies de séquençage de nouvelle génération sur des « panels » de gènes (ensemble de 10 à 100 gènes dont l'implication dans les maladies a déjà été démontrée) et d'exomes à moyen/haut débit, en particulier en matière de diagnostic, sont aujourd'hui bien démontrés pour les patients dans les domaines des maladies rares et de la cancérologie. L'Agence Nationale contre le Cancer (l'INCA)[1] a ainsi recensé en 2016 21 molécules portant sur 11 localisations tumorales dans des cancers du poumon, du côlon ou du sein par exemple.

---

recombinant.

[1] INCA, 2016, « Les tests ou marqueurs déterminant l'accès à des thérapies ciblées », www.e-cancer.fr/Professionnels-de-sante/Les-Terapies-ciblees/Les-tests-moleculaires.

En cancérologie se développent des essais précoces, c'est-à-dire des essais sur des patients, généralement en impasse thérapeutique, se faisant très rapidement après les phases précliniques, sans que la phase I sur des personnes non malades n'ait réellement lieu, ceci généralement pour tenir compte de la toxicité potentiellement élevée des nouvelles molécules anticancers. Il s'agit de prendre le cancer de vitesse pour éviter que la maladie ne se diffuse irrémédiablement dans tout l'organisme. Ces approches, qui peuvent être contestées, résultent de l'évolution de la recherche translationnelle qui vise à réduire la distance entre la recherche et la clinique et à opérer une intégration entre recherche et soin Elles se limitent aux thérapies ciblées visant les cibles moléculaires identifiées à partir de l'analyse moléculaire et génétique des cellules tumorales. Il y a une opposition entre une clinique du symptôme et une clinique de la situation : la clinique du symptôme n'accepte pas un certain « non-savoir », elle applique un modèle technique à l'être humain ; la clinique de la situation, en revanche, permet l'existence de la complexité sans chercher à y apporter aussitôt une « bonne » réponse.

Les cancers ont largement colonisé le concept de médecine personnalisée, mais rien ne permet d'affirmer que le concept de médecine personnalisée issu des cancers soit généralisable, l'existence de cellules tumorales conférant aux cancers une caractéristique forte et spécifique.

III-2 Les maladies neuro-dégénératives

Une maladie neurodégénérative correspond à une pathologie progressive qui affecte le cerveau (un enchevêtrement d'environ 100 milliards de neurones, chaque neurone pouvant établir jusqu'à 10 000 connexions avec les neurones voisins) ou plus globalement le système nerveux, entraînant la mort des cellules nerveuses. Parmi les plus célèbres maladies neurodégénératives, on trouve la maladie d'Alzheimer, la maladie de Parkinson, la sclérose en plaque, la maladie de Huntington ou encore la maladie de Creutzfeld-Jakob. Ces maladies frappent essentiellement les personnes de 65 ans et plus. Elles se caractérisent par la perte progressive de neurones dans des régions plus ou moins localisées du système nerveux, entraînant des complications cognitives, motrices ou perceptives. À terme, elles peuvent conduire à la mort.

Pour appuyer notre cheminement, nous illustrerons les maladies neuro-dégénératives par la maladie d'Alzheimer. Elle permet une approche globale schématisée par l'enchaînement suivant :

Exposition

↓

Menaces

↓

Stratégie d'adaptation

↓

Evolution / Résultat

L'exposition renvoie aux prédispositions, aux facteurs de risques et fait référence aussi bien à des paramètres génotypiques ou phénotypiques, identifiables par des biomarqueurs, qu'à des éléments environnementaux et de modes de vie. Elle est donc associée à des techniques permettant d'acquérir ces paramètres.

Les menaces sont des événements susceptibles d'engager l'individu sur la voie d'une évolution défavorable, ce que nous pouvons appeler une bifurcation dans une évolution continue. Une telle bifurcation intervient lorsqu'un petit changement d'un paramètre (un facteur de risque par exemple), ou l'apparition d'un nouveau facteur (suite à un événement par exemple) produit un changement majeur dans l'organisation d'un système (une évolution rapide vers des signes cliniques de la maladie d'Alzheimer par exemple). Elles sont aussi associées à des techniques dès l'instant où elles peuvent se concrétiser par des signaux d'alerte.

La stratégie d'adaptation comprend les ressources, aussi bien internes qu'extérieures, dont peut disposer la personne pour se protéger, en relevant, là encore, que les techniques permettent d'envisager des tests renforçant les atouts de la personne.

L'évolution/résultat traduit l'évaluation, tant par la personne que par la société, de la qualité de vie du malade Alzheimer. On peut associer cette phase à la présence au quotidien d'objets connectés par exemple.

Par ailleurs, avec l'augmentation de l'espérance de vie, la maladie d'Alzheimer représente un défi humain, social, médical et scientifique. Elle est un véritable enjeu de santé publique. Sa prévalence est imprécise, environ 900 000 cas en France, et croît d'une manière exponentielle avec l'âge. Son incidence est de 225 000 nouveaux cas par an et, à part quelques cas (moins de 1%) d'apparition très précoce, la maladie d'Alzheimer est une maladie de la vieillesse, une maladie liée à l'âge. C'est aussi une maladie multifactorielle. On peut ajouter que le coût mondial, évalué dans le rapport de l'Organisation mondiale de la santé sur la maladie d'Alzheimer, représenterait 1 % du PIB mondial, soit environ 480 milliards d'euros chaque année. La France arriv en 7ème position en prévalence, pour un coût global d'environ 10 milliards d'euros par an, la moitié étant assumée par les familles. Retenons simplement que, malgré d'intenses recherches, les causes de la maladie d'Alzheimer restent inconnues :

Elle peut réellement être considérée comme un véritable tsunami puisqu'on estime qu'une personne sur 85 peut souffrir de la maladie d'Alzheimer en 2050[1], et qu'elle atteint 5% de la population âgée de plus de 65 ans et 30% des personnes de plus de 85 ans.

Définition de la maladie d'Alzheimer

La maladie d'Alzheimer est une affection neurodégénérative du système nerveux central qui se manifeste généralement à un âge avancé de la vie. Au plan clinique, elle se traduit par des troubles cognitifs (mémoire, orientation, langage, reconnaissance, programme gestuel) mais aussi par des troubles moteurs et psycho-comportementaux. Plus précisément, dans près de 90 % des cas, la maladie se manifeste par des troubles de mémoire portant essentiellement sur les faits récents et, lorsque la maladie est installée, ce qui domine le plus souvent est l'anosognosie, c'est-à-dire l'absence de réelle prise de conscience de la réalité de ses troubles par le patient, qui ne se sent pas lui-même malade.

Les symptômes apparaissent d'abord de manière insidieuse, puis s'aggravent au fil des mois et des années,

---

[1] R. Brookmeyer, E. Johnson, K. Ziegler-Graham, H. M. Arright, « Forecasting the global burden of Alzheimer's disease », *Alzheimers & Dementia 3*, 2007, pp. 186-191.

entraînant progressivement ce que les médecins appellent une perte d'autonomie[1]. La première zone du cerveau atteinte est l'hippocampe, en quelque sorte le péage de l'autoroute des souvenirs[2], si bien que la personne n'arrive plus à « fabriquer » de nouveaux souvenirs. Puis tout se propage dans le reste du cerveau et la maladie d'Alzheimer achève d'isoler le patient. Toutes les régions cérébrales n'ont pas la même vulnérabilité, mais les circuits les plus vulnérables sont ceux qui sous-tendent les fonctions mnésiques. Il est utile d'ajouter que la maladie d'Alzheimer affecte à la fois l'autonomie exécutionnelle (la capacité à effectuer par soi-même un certain nombre d'actes de la vie quotidienne) et l'autonomie décisionnelle (la capacité à se déterminer par soi-même en connaissance de cause).

La maladie d'Alzheimer s'installe donc et s'aggrave progressivement. Pendant la phase silencieuse de la maladie d'Alzheimer - rappelons qu'il peut se passer de dix à trente ans avant les premiers symptômes - la maladie progresse lentement et le cerveau utilise ses ressources et sa plasticité pour compenser la mort des neurones, utilisant en quelque sorte une « réserve cognitive » propre à chaque personne Cette réserve, liée au niveau d'éducation, va amortir le développement de la maladie et retarder son expression et donc les premiers signes de la maladie. La maladie peut ainsi apparaître contenue en raison de mécanismes de compensation qui maintiennent le fonctionnement normal du sujet alors même que les modifications neuronales progressent dans son cerveau.

---

[1] Fabrice Gzil, *La maladie d'Alzheimer : problèmes philosophiques,* Paris, Presses Universitaires de France, 2009, page 2.

[2] Bruno Dubois, *Alzheimer la vérité sur la maladie du siècle*, Paris, Editions Grasset, 2019, page 85.

On peut néanmoins distinguer plusieurs phases[1] :

- un stade asymptomatique ou pré-clinique pendant lequel les atteintes cérébrales seraient présentes sans traduction clinique ;
- un stade dit « prodromal »[2] pendant lequel les symptômes commencent à apparaître, sans altérer significativement l'autonomie de la personne dans sa vie quotidienne ;
- un stade dit « démentiel »[3] où les troubles (légers, modérés puis sévères) retentissent de plus en plus gravement sur l'autonomie physique et psychique de la personne.

Il est en effet de plus en plus admis que les processus physiopathologiques de la maladie d'Alzheimer commencent plusieurs décennies avant l'apparition des signes cliniques et peuvent même exister sans que la maladie ne se manifeste par le moindre signe clinique ce qui pose la question de l'existence de son commencement ou d'un événement déclencheur des signes cliniques.

Les lésions et les facteurs de risque

Les lésions de la maladie d'Alzheimer au plan cérébral sont connues. On reconnaît la maladie à deux lésions caractéristiques :

- les plaques séniles ou plaques amyloïdes (des dépôts extracellulaires, résultant de l'agrégation

---

[1] Fabrice Gzil, Emmanuel Hirsch, *Alzheimer, éthique et société*, Paris Editions Eres, 2012, page 631.

[2] Les prodromes sont les signes avant-coureurs d'une maladie.

[3] Il est à noter que la démence, ce n'est pas la folie, c'est la perte totale d'autonomie.

d'un peptide nommé béta-amyloïde). Elles siègent entre les neurones ;

- les dégénérescences neurofibrillaires (un enchevêtrement des fibrilles intra-neuronales résultant de l'hyperphosphorylation d'une protéine nommée Tau). Ces lésions conduisent à la perte neuronale et synaptique. Les dégénérescences neurofibrillaires affectent surtout les grands neurones pyramidaux de l'hippocampe et des couches corticales 3 et 5, à l'origine des connexions cortico-corticales et cortico-sous-corticales.

On considère ainsi que le mécanisme de la maladie d'Alzheimer découle de l'interaction délétère des deux protéines tau et amyloïde, mais la question de « la poule et de l'œuf » se pose :

- Pour certains, c'est la protéine amyloïde qui enclencherait le processus de dégénérescence neurofibrillaire. On parle alors de « cascade amyloïde ».
- Pour d'autres, la protéine Tau serait le véritable responsable de la maladie clinique, la protéine Tau anormale passant de neurone en neurone par l'intermédiaire des synapses.

Le débat n'est pas tranché. Les deux lésions de la maladie d'Alzheimer sont bien identifiées, et il semble que les deux jouent un rôle essentiel. Si les plaques amyloïdes sont nécessaires au développement de la maladie d'Alzheimer, ce sont toutefois les dégénérescences neurofibrillaires qui déterminent la symptomatologie.

Quoi qu'il en soit, les lésions neuro-pathologiques de la maladie d'Alzheimer se développent bien avant le stade clinique de la démence, quinze à vingt ans plus tôt[1] en moyenne et, dès l'âge de 47 ans, 50 % des personnes « normales » présentent déjà dans certaines régions de leur cerveau, des plaques amyloïdes[2] (la protéine de base qui constitue les amas amyloïdes est une protéine anormale constituée de 42 acides aminés, le peptide bêta-amyloïde). A ce stade, la maladie, si on peut la juger comme telle, est parfaitement asymptomatique et peut parfaitement le rester. Aussi, la question de savoir si la plaque amyloïde est à l'origine du processus dégénératif reste ouverte même si la principale hypothèse étio-pathologique reste souvent formulée autour de la cascade amyloïde, l'oligomérisation du peptide Abêta (bêta-amyloïde) étant un élément clé alors que la protéine Tau serait un élément nécessaire mais non suffisant.

Les traitements de la maladie d'Alzheimer

Première cause de dépendance lourde du patient âgé, la maladie d'Alzheimer, maladie neurodégénérative irréversible, reste un enjeu de santé publique majeur. Si depuis 2001, 1 031 essais ont été menés dans le monde avec 244 molécules testées dans l'indication de la maladie d'Alzheimer, et si certains traitements ont montré leur efficacité sur les lésions de la maladie, aucun cependant n'a montré une véritable efficacité sur les symptômes de la maladie. Les traitements actuels ne sont pas capables de guérir la maladie et ne permettent pas d'arrêter totalement son évolution.

---

[1] C. M. Hulette et al., « Neuropathological and neuropsychological changes in 'normal aging' : Evidence for preclinical Alzheimer disease in cognitively normal individuals », *J. Neuropathol. Exp. Neurol.*, 1998, 57, pp. 1168-1174.

[2] Bruno Dubois, *Institut de la Mémoire et de la Maladie d'Alzheimer, Hôpital de la Pitié-Salpétrière*, conversation privée.

Quatre médicaments sont actuellement sur le marché, sans pour autant empêcher la progression de la maladie. Trois traitements[1] sont des inhibiteurs de l'acétylcholinestérase, enzyme qui dégrade le neurotransmetteur acétylcholine très diminué dans la maladie d'Alzheimer. Le bénéfice de ces anticholinestérasiques est réel mais modeste en amplitude et a conduit au déremboursement de ces médicaments. Le quatrième médicament, la Mémantine (Exiba) bloque les récepteurs NMDA[2] essentiels à la mémoire et à la plasticité synaptique.

Dès l'instant où l'hypothèse privilégiée est que c'est l'apparition des plaques amyloïdes dans le cerveau qui serait le *primum movens* de la maladie, des recherches d'autres traitements visent à diminuer la charge amyloïde dans le cerveau en bloquant l'accumulation anormale du peptide A bêta amyloïde autour des neurones. C'est l'objet d'une immunothérapie, dont l'exemple est l'aducanumab, un anticorps monoclonal dirigé contre ce peptide, développé par le laboratoire Biogen depuis 2016. Cet anticorps a une vie mouvementée. Suite à une première analyse à fin 2018 des essais cliniques de phase III, Biogen en a décidé la suspension le 21 mars 2019 considérant que cet anticorps n'était pas suffisamment efficace. Mais les biostatisticiens ont continué leur travail d'analyse, en individualisant *a posteriori* des sous-groupes. Dans le panel des 2 066 patients inclus dans l'essai, ils ont constaté une

---

[1] Il s'agit du Donépézil (Aricept), de la Rivastigmine (Exelon) et de la Galantamine (Réminyl)

[2] Les récepteurs du glutamate de type NMDA (acide N-méthyl-D-aspartique) interviennent également dans le phénomène dit d'excitotoxicité, responsable de la mort des neurones au cours des maladies neurodégénératives.

amélioration de 23 % pour les troubles cognitifs sur une échelle qui associe les paramètres mémoire, langage, orientation dans l'espace, et de 40 % sur l'autonomie dans la réalisation des activités de la vie quotidienne. C'est pratiquement la première fois qu'un médicament semble efficace contre les lésions observées chez les patients et les symptômes de la maladie d'Alzheimer. Cela suscite de nouveaux et grands espoirs qui amènent le laboratoire Biogen à demander une autorisation de mise sur le marché. Il y a encore un long chemin à parcourir, mais si les études futures confirment ces avancées, cet anticorps pourrait être administré en premier lieu aux patients légers mais en phase symptomatique.

Cependant, face à l'absence réelle de traitement curatif se développe le diagnostic précoce de la maladie, en considérant qu'aux stades débutants de la maladie, les thérapies pourraient prévenir ou, à tout le moins, retarder la maladie d'Alzheimer. En complément, des thérapies non médicamenteuses telles que la stimulation cognitive, la rééducation orthophonique, la kinésithérapie, ou encore la musicothérapie et l'aromathérapie peuvent être utilisées pour corriger certains troubles ponctuels et améliorer les conditions de vie.

III-3 Le rôle des biomarqueurs

Les biomarqueurs, dont nous avons présenté précédemment une première approche, se retrouvent dans les maladies chroniques que sont les cancers et la maladie d'Alzheimer. S'ils ne sont pas plus un symptôme que le signe d'un état pathologique, ils permettent de détecter des anomalies ou des lésions d'une part, de mieux définir les traitements et de suivre l'évolution d'une maladie d'autre part. Si un diagnostic ne soutient pas que les biomarqueurs révèlent la présence d'une maladie, on peut néanmoins considérer qu'ils en prédisent le développement.

La question des biomarqueurs des cancers

Les biomarqueurs ont déjà une longue histoire dans le domaine des cancers. Les gènes BRCA1 et BRCA2 ont été emblématiques dès l'instant où les modifications de leur séquence ont été associées à une augmentation importante, voire radicale, de la probabilité d'apparition du cancer du sein. Ces modifications illustrent les mutations associées à l'oncogénétique, interprétées en termes de risque de maladie ou de récidive chez des personnes saines, mutations considérées comme un attribut familial héréditaire. Par contre, les analyses génétiques des tumeurs ont des conséquences différentes puisque les mutations détectées doivent permettre de décider de l'administration au patient d'un traitement spécifique, les mutations étant alors qualifiées d'« actionnables » pour reprendre la terminologie de Nelson, Keating et Cambrosio. Les cibles des analyses génomiques se déplacent de l'ADN « constitutionnel » héréditaire vers l'ADN « tumoral », ce déplacement se traduisant par une redéfinition de la signification des mutations qui passent d'une probabilité de risque à une possibilité d'action.

Dans ce contexte, le terme « médecine personnalisée » désigne un changement d'échelle dans la manière de considérer les processus de cancérisation et leurs traitements, en les situant au niveau du génome des cellules tumorales. Ce changement de niveau d'analyse dans la compréhension du cancer a permis de réévaluer certains traitements déjà existants ou de créer des associations médicamenteuses plus efficaces. Ce fut par exemple le cas de *l'imatinib,* molécule commercialisée en 2001, et qualifiée de « *magic bullet*» en raison de la révolution qu'elle a permise dans la prise en charge de certaines leucémies. Ces thérapies ciblées fonctionnent non pas sur une action globale touchant le cycle cellulaire de toutes les cellules comme le fait une chimiothérapie normale, mais sur les propriétés génomiques des cellules tumorales.

Roche, qui a été un précurseur avec la commercialisation de *l'Herceptine*[1] en Europe, considère que l'analyse génomique des tumeurs jouera un rôle de plus en plus important dans le développement des diagnostics et des traitements contre le cancer[2] *L'Herceptine* peut être considéré comme le premier médicament ciblé du cancer, plus spécifiquement un traitement pour lutter contre le cancer du sein, mais il ne peut en rien être universel. Son action nécessite la présence sur les cellules tumorales de sa cible moléculaire HER-2, et donc d'un biomarqueur analysé par un « test-compagnon » associé au traitement avec l'*Herceptine*. Cependant, malgré l'existence du test de surexpression de la protéine HER-2, l'introduction de l'*Herceptine* a fait l'objet de nombreuses controverses. Cela est illustré par les difficultés que son introduction a connues au Royaume Uni.

Pour décider, en effet, si une patiente atteinte d'un cancer du sein peut recevoir l'Herceptine comme traitement, le clinicien doit évaluer le niveau de la protéine HER-2. Pour cela, un test immunohistochimique, proposé par Roche qui commercialise ce médicament en Europe, est disponible et est proposé comme test d'accompagnement de la décision thérapeutique. Cela suppose que les cliniciens acceptent ce test. Roche s'est alors trouvé confronté à des

---

[1] L'*Herceptine* est un anticorps monoclonal, le trastuzumab.

[2] Roche Media Release 12/01/2015, www.roche.com/media/store/releases/med-cor-2015-01-12.htm.

différences de « culture du test ». En Europe, environ 40 % des cliniciens l'acceptent sauf au Royaume Uni où ce taux n'est que de 6 %[1]. Pour les cliniciens britanniques, un test n'est réalisé que s'il y a une vraie raison de le réaliser. Or, selon eux, HER-2 est un facteur pronostic trop limité et il n'apporte rien de plus probant quant au choix du traitement thérapeutique contre le cancer du sein. Pour surpasser ces réticences, Roche a alors soutenu et financé, au début des années 2000 et pendant 30 mois, trois centres de référence à Nottingham, Glasgow et Londres[2]. Ces centres avaient pour vocation de réaliser les tests HER-2, en utilisant le test développé par le laboratoire pharmaceutique, sur des échantillons envoyés de tous les coins du pays, Roche assurant étroitement le contrôle qualité des tests effectués. Parallèlement, et alors que l'*Herceptine* suivait les procédures britanniques pour l'autorisation d'utilisation, Roche donna l'accès à ce médicament aux cliniciens de façon à ce qu'ils s'approprient la relation entre l'*Herceptine* et le test HER2.

Aujourd'hui, la culture du test a évolué au Royaume Uni. Mais ce rappel historique vise à illustrer l'implication des industriels dans la sensibilisation et l'acceptation de leurs produits et tests par les cliniciens qui ont besoin « d'incitations » pour dépasser leurs réticences

Rappelons simplement que « le séquençage complet de l'ADN d'une tumeur humaine révèle en moyenne la présence de cinquante à soixante mutations par rapport au génome des cellules normales du même individu »[3]. Parmi

---

[1] Adam Hedgecoe, *The Politics of Personalised Medicine, Pharmacogenetics in the Clinic*, Cambridge UK, Cambridge University Press, 2004, page 107.

[2] Ibid., page 110.

[3] Thomas Tursz, *La nouvelle médecine du cancer, Histoire et espoir*,

ces mutations, une dizaine sont des mutations nécessaires à la croissance de la tumeur. Elles constituent les cibles des nouveaux traitements du cancer. Les altérations cellulaires qui accompagnent les tumeurs peuvent entraîner des changements dans la composition chimique des fluides corporels L'analyse de ces fluides corporels, dont l'analyse sanguine, permettent de détecter des marqueurs tumoraux[1]. A ce jour, il n'existe pas de marqueurs tumoraux universels permettant de détecter n'importe quel type de cancer. Ils sont le plus souvent spécifiques d'un ou de deux types, mais ils sont particulièrement utiles pour le suivi des patients pendant et après un traitement.

Les nouveaux essais cliniques mobilisent l'utilisation des caractéristiques génétiques des tumeurs pour orienter les soins. Cette médecine personnalisée, où les traitements sont adaptés aux patients non plus sur les caractéristiques histologiques des tumeurs mais sur les mutations, les amplifications ou les translocations observées sur certains gènes, a conduit au développement des thérapies dites ciblées. Elles ont pour objectif de ne plus toucher l'ensemble des cellules comme lors d'une chimiothérapie standard, mais uniquement les cellules cancéreuses. Le cas du *Glivec* est emblématique de ces nouvelles stratégies thérapeutiques.

Jusqu'ici le terme de parcours a été utilisé pour désigner la manière dont le patient est pris en charge tout au long de sa maladie. Or, ce parcours croise en permanence d'autres entités qui l'influencent et l'orientent dans une direction

---

Paris, Editions Odile Jacob, 2013, page 230.

[1] Les marqueurs tumoraux les plus courants sont des protéines comme l'alphafoetoprotéine (AFP), l'antigène carcinoembryonnaire (CEA), l'antigène spécifique prostatique (PSA) ou encore le CA 19-9, le CA 15-3 et le CA 125.

plutôt qu'une autre. C'est donc à cet ensemble de parcours liés les uns aux autres qu'il faut s'intéresser pour expliquer la manière dont les patients accèdent à certains soins. Pour cela, nous utiliserons le terme de trajectoire, comprise comme une association entre différents parcours. Cette notion de trajectoire désigne donc la manière dont les individus jouant un rôle dans les soins s'engagent les uns avec les autres.

Les biomarqueurs et la maladie d'Alzheimer

Etant donné que les changements neurodégénératifs associés à la maladie d'Alzheimer apparaissent de nombreuses années avant l'apparition des signes cliniques, des biomarqueurs sont envisagés pour guider des interventions précoces[1]. Le modèle dominant considère que la béta amyloïde commence à s'agréger dans le cerveau de nombreuses années avant l'apparition de signes cliniques et que ces dépôts peuvent être mis en évidence par des techniques d'imagerie, comme l'imagerie par émission de positrons, ou des analyses du fluide céphalorachidien[2], ou encore que des marqueurs sanguins ou des marqueurs génétiques peuvent permettre de détecter des personnes à risque en phase asymptomatique :

- Les technologies d'imagerie comme la tomographie par émission de positrons ou l'imagerie par résonance magnétique fonctionnelle permettent une imagerie directe de l'accumulation de Aβ dans le cerveau humain.

---

[1] B. Dubois et al., « Revising the definition of Alzheimer's disease : a new lexicon », *Lancet Neurology* 9, 2010, p. 1118-1267.

[2] Le liquide céphalorachidien est le liquide biologique transparent dans lequel baignent le cerveau et la moelle épinière.

- Une combinaison de marqueurs issus du liquide céphalo-rachidien par ponction lombaire peut être un bon reflet des altérations biochimiques qui se produisent dans le cerveau[1].
- La véritable avancée dans les marqueurs sanguins réside dans l'utilisation des méthodes protéomiques. Les techniques protéomiques, la possibilité de rassembler des cohortes plus importantes et de coordonner des développements multicentriques ont permis d'identifier des ensembles de protéines susceptibles de servir de biomarqueurs pour la maladie d'Alzheimer. On peut cependant ajouter que, dans les études protéomiques, on a rarement accès à toutes les protéines et que celles qu'on analyse sont souvent celles pour lesquelles on dispose de méthodes analytiques.
- Outre des molécules biologiques présentes dans le sang ou dans les liquides corporels, des mutations du génome peuvent témoigner de la présence d'un trouble ou d'une maladie comme c'est le cas pour la maladie d'Alzheimer. Pour cela, sont largement utilisées les études d'association au niveau du génome, les *GWAS* (*Gene-Wide Association Studies*), déjà introduites. Ces *GWAS* ont largement le potentiel d'identifier des biomarqueurs et leur utilisation pour suivre le développement et la progression de la maladie[2]. Les *GWAS* sont utilisées

---

[1] Un rapport « protéine Tau totale / Abêta42 > 0,52 » représente un profil caractéristique de la maladie d'Alzheimer, et ce d'autant plus que l'évolution de ces marqueurs semble capable de différencier les personnes qui évoluent du stade préclinique au stade prodromal de celles qui ne suivent pas cette évolution,

[2] L. Bertram, H. Hampel, « The role of genetics for biomarker development in neurodegeneration », *Prog. Neurobiol.*, 2011, 95, 501-504.

pour détecter les variants génétiques, notamment les mutations ponctuelles ou *SNPs*, supposées avoir un lien avec une maladie, donc augmenter le risque de la maladie, sans pour autant avoir un lien de cause à effet. L'intérêt des *GWAS* est de considérer le génome dans sa totalité et de détecter les *SNPs* qui apparaissent associés à des traits de la maladie d'Alzheimer tels que la perte de mémoire ou le dépôt de plaques amyloïdes. Toutes les *GWAS* sur la maladie d'Alzheimer confirment l'importance du gène de l'apolipoprotéine E (*ApoE*).

Le gène *APOE*, situé sur le chromosome 19, est essentiel pour le métabolisme, le transport et la transformation des lipides et du cholestérol LDL. Il présente trois isoformes différentes chez l'homme, les allèles *APOEe2, APOEe3* et *APOEe4*. Chaque variant produit une protéine différente et c'est le variant e3 qui est le plus répandu dans la population humaine. En 1993, le généticien Allen Roses fut le premier à associer explicitement l'allèle *APOEe4* et l'augmentation du risque de la maladie d'Alzheimer non familiale[1]. Cette association fut confirmée par plus de cent laboratoires dans le monde, en deux à trois et APOEe4 ans.

En combinant toutes les informations sur le cerveau des gens, on cherche à prédire s'ils sont sur la trajectoire de la maladie sans en avoir encore les symptômes ou à suivre son évolution par la suite.

Aujourd'hui, l'*APOEe4* est toujours considéré comme un facteur de risque majeur, puissant statistiquement, mais

[1] E. H.Corder, A. D. Roses and al., "Gene Dose of Apoliprotein E Type 4 Allele and the Risk of Alzheimer's Disease in Late Onsert Families", *Science* 261 (1993) : 921-23.

ce n'est pas « le gène principal » en ce sens qu'il ne permet en rien de pronostiquer l'avenir ou de mettre en place une thérapeutique.

Par contre son histoire a été mouvementée. Les travaux autour de ce gène en lien avec la maladie d'Alzheimer peut ainsi bien, illustrer bien le statut épistémique évolutif d'un biomarqueur :

- Dès 1993, Allen Roses et son équipe à la *Duke University* publièrent un article[1] montrant explicitement l'association entre l'*APOEe4 (APOE4*) et une augmentation du risque de la maladie d'Alzheimer. Cette association fut confirmée en deux à trois ans par plus de 100 laboratoires dans le monde[2]. Cette découverte a suscité beaucoup d'espoir car, pour de nombreux chercheurs, elle devait permettre de traiter la maladie d'Alzheimer.
- En fait, il est vite apparu que l'*APOE4* n'est qu'un gène de susceptibilité qui n'est ni nécessaire ni suffisant pour causer la maladie d'Alzheimer[3]. Si le gène intervient bien dans une voie métabolique pouvant aboutir à la formation des plaques et des enchevêtrements fibrillaires, d'autres voies métaboliques existent et, même si l'association de l'*APOE4*

[1] A. D. Roses et al., « Gene Dose of Apolipoprotein E Type 4 Allele and the Risk of Alzheimer's Disease in L ate Onset Families », *Science* 261 (1993) : 921-23.

[2] A. D. Roses,et al., « Apolipoprotein E and Alzheimer's Disease : A Rapidly Expanding Field with Medical and Epidemiological Consequences », *Annals of the New York Academy of Sciences 802* n°I (1996) : 50-57.

[3] La moitié des personnes homozygotes pour *APOE4* n'ont jamais la maladie d'Alzheimer et 30 à 60 % des gens qui développent cette maladie ne portent pas l'allèle 4 de l'apolipoprotéine E.

avec la maladie d'Alzheimer a été parfaitement établie, il n'y a pas de consensus sur la façon dont cette association se traduit sur le plan physiopathologique[1]. Par ailleurs, des anthropo-biologistes comme Alan Templeton ont fait remarquer que les génomes sont généralement organisés en « clusters » de gènes reliés fonctionnellement et qu'il est dangereux de ne considérer qu'un seul gène[2].

- Cela a conduit à des tensions entre les chercheurs et les cliniciens dont les besoins sont différents. Alors que les biologistes souhaitent faire avancer les recherches sur la maladie d'Alzheimer, notamment les recherches génétiques, les cliniciens souhaitent disposer d'un diagnostic précoce et fiable pour la maladie d'Alzheimer. Pour les cliniciens, d'une part l'*APOE4* n'apporte qu'une connaissance *a posteriori* sur quelque chose qu'ils savent déjà, d'autre part un test pharmacogénétique basé sur l'APOE4 crée trop de problèmes éthiques et sociaux dans leur pratique clinique, la relation entre l'APOE4 et les chances de développer la maladie d'Alzheimer étant encore trop complexes pour indiquer un risque à un patient.

[1] L. Bertram et R. E. Tanzi, « Alzheimer's Disease : One Disorder, Too Many Genes », Human Molecular Genetics 13, n° 90001 (January 13, 2004) : R137.

[2] A. R. Templeton, « The Complexity of Genotype-Phenotype Relationship and the Limitations of Using Genetic 'Markers' at the Individual Level », *Science in Context* 11, n° 3 (1998) : 373-89.

III-4 La question des temporalités

Que l'on considère les cancers ou les maladies neurodégénératives, la question du temps et des temporalités se pose. Ces maladies sont toutes des maladies de longue durée, évolutives, ayant un retentissement fort sur la vie quotidienne. Elles sont par ailleurs, souvent invisibles, au moins dans les stades précoces, même si elles peuvent irradier un peu partout.

Nous reviendrons sur la question posée par Georges Canguilhem sur le normal et le pathologique, mais ces temporalités obligent à penser les degrés et les seuils des maladies et à réinterroger le but du soin, au-delà même des traitements. Les affections chroniques nous apprennent à apporter autre chose que la guérison, apporter du soin et accompagner le malade dans la durée. Plutôt que de revenir à la santé, le soin n'a-t-il pas pour objet de permettre un retour à la vie, avec les diverses dimensions qu'on accorde à la vie ? De fait, un organisme vivant – et l'homme en est un – est construit de manière à maintenir la cohérence de ses structures et de ses fonctions, pendant aussi longtemps que possible, malgré les menaces. C'est ce que signifiait Spinoza[1] en écrivant « l'effet par lequel chaque chose tend à persévérer dans son être n'est rien d'autre que l'essence actuelle de cette chose », relevant ainsi l'inlassable volonté d'auto-préservation de chaque être.

Comme l'écrit Georges Canguilhem dans *Le Normal et le Pathologique*[2], il n'y a pas, après la maladie, de *restitutio ad integrum*, de retour à l'état antérieur. Dans le cas d'un

[1] B. Spinoza, *Ethique* (partie III), propositions VI, VII et VIII.
[2] G. Canguilhem, *Le normal et le pathologique*, Paris, Presses Universitaires de France, 1966.

cancer, le sujet n'est plus le même et la guérison ou la rémission est une autre allure de vie. Tout ne recommence pas à zéro, le retour à la normale ne va pas de soi. De son côté, au cours de son évolution, la maladie d'Alzheimer arrache progressivement la personne à son entourage. Certes, cette personne est maintenue présente et vivante, mais elle devient méconnaissable, sans même à terme garder la conscience de la relation qu'elle entretenait avec cet entourage. Tout se passe comme si le malade devenait définitivement autre, étant à la fois présent et absent.

Recherche translationnelle

Dans le domaine de la santé, il est important et nécessaire d'introduire les essais cliniques, mais auparavant, la recherche translationnelle doit être présentée. Le vrai défi est, en effet, celui de transférer les connaissances scientifiques en biologie à la clinique et donc de développer la « recherche translationnelle » à l'interface entre la recherche scientifique et la pratique médicale, un biomarqueur issu de la recherche pouvant ne pas être pertinent pour la pratique médicale. La recherche translationnelle vise ainsi à faire rapidement le pont entre les avancées de la recherche et la mise à disposition de cette recherche.

Les biologistes cherchent à comprendre les mécanismes de la vie et le rôle des différents niveaux d'analyse tandis que les médecins et cliniciens cherchent à préserver la santé et le bien-être des êtres humains. Dans ce contexte, la recherche dite translationnelle permet un accroissement et un partage des connaissances tout au long du processus allant de la recherche à la clinique. Elle s'est progressivement imposée pour réduire le temps entre la recherche de base et le développement clinique. Les allers/retours entre les observations cliniques et la recherche sont permanents. Par ailleurs la pression pour satisfaire des besoins médicaux non satisfaits et les impératifs économiques et industriels des laboratoires pharmaceutiques amènent à tester des produits avant d'en comprendre tous les mécanismes d'action. Son objet premier est de mettre en évidence les déterminants principaux d'une maladie et d'appliquer cette connaissance pour améliorer les pratiques cliniques et la santé des populations. La recherche translationnelle vise à une application des résultats de la recherche dans la pratique clinique. C'est en fait un transfert durant lequel certaines méthodes d'intégration et certains développements d'un programme de recherche sont utilisés en recherche clinique. Il ne faut pas simplement la considérer comme une connaissance qui va d'un contexte A à un contexte B mais plutôt comme l'adaptation d'une méthode d'enquête[1]. La traduction (*translation*) peut être comprise comme la phase ultime de l'intégration de données, car elle aborde la question médicale de façon beaucoup plus complexe que ce que peut modéliser la science.

Les relations entre la recherche scientifique pure et la recherche clinique, voire la recherche au chevet du malade, ne sont plus des relations de phases successives, mais des relations d'interactions, ce qui nécessite un travail progressif et équilibré de disciplines très diverses. Il est ainsi essentiel de combiner tout un ensemble de méthodes et de développer des interprétations à plusieurs niveaux. Ainsi que le relèvent Alberto Cambrosio et ses collègues[2],

---

[1] Maureen A. O'Malley and al., « The role of integration in molecular systems biology », *Studies in History and Philosophy of Biological and Biomedical Sciences*, 43 (2012), 58-68.

[2] Nicole C. Nelson, Peter Keating, Alberto Cambrosio, Adriana Aguilar-Mahecha, Mark Basik, « Testing devices or experimental systems ?

les essais cliniques, part essentielle de la recherche translationnelle, en associant les biomarqueurs pour prédire les effets d'une thérapie, ne sont plus simplement des tests de validation, mais de véritables expériences cliniques pouvant aboutir, pour reprendre le mot de Cooper[1], à une « surprise expérimentale ». Cela résulte de plusieurs tensions :

- Raisonner avec un ensemble de données cliniques homogènes ou prendre en compte les différences entre les patients intégrés dans les essais, les échantillons utilisés et les techniques mises en œuvre.
- Appliquer rigidement le protocole prévu pour les essais ou faire évoluer les protocoles au cours des essais, pour tenir compte notamment de l'évolution des techniques de biologie moléculaire et des nouvelles connaissances.
- Considérer les participants aux essais comme représentatifs de la population ou comme le modèle d'un système.

Ces tensions illustrent les conflits éventuels entre test (le mécanisme d'action est supposé connu, on cherche à le valider) et découverte (on cherche toujours de nouvelles connaissances), entre recherche et application, entre stabilité/inflexibilité et continuité/flexibilité.

Le principal obstacle de la médecine translationnelle reste la question de l'individualisation, non pas au sens de processus de construction de l'individu mais au sens où il

---

Cancer clinical trials take the genomlic turn », *Social Science & Medicine*, 111 (2014) 74-83.

[1] M. Cooper, « The pharmacology of distributed experiment – user-generated drug innovation », *Body & Society* 18 (2012) 18-43.

faut déduire ce qui est relatif à un individu particulier à partir de résultats obtenus sur un ensemble d'individus. D'une part, on n'est jamais dans la situation où on sera capable de donner une réponse personnelle, individuelle. D'autre part, le cadre économique et social ne permet pas de donner aux malades toutes les technologies identifiées comme nécessaires dans la recherche translationnelle, illustrant le conflit qui peut exister entre la recherche clinique et la routine clinique. Cela permet en outre de rappeler que la meilleure machine pour intégrer simultanément les risques génétiques et environnementaux est le corps humain lui-même. C'est ce qui a amené un chercheur, Michael Snyder, à constituer une véritable base de données sur lui-même, intégrant non seulement son génome et les diverses « *'omics* » technologies, mais également des tests médicaux conventionnels, et cela sur plus d'un an[1]. De cette base de données, il ressort que la médecine personnalisée ne peut pas s'appuyer uniquement sur des variations génétiques individuelles, mais nécessite de suivre, en temps réel, l'état de santé et sa dynamique. Elle débouche donc sur une surveillance totale de l'individu et n'a de pertinence qu'à ce prix.

Si l'on revient aux essais cliniques, ils nécessitent de nombreuses actions, auprès d'une population nombreuse et diversifiée, dans des centres géographiquement dispersés, de façon à rencontrer le maximum de cas différents susceptibles d'avoir accès au traitement étudié pour une pathologie déterminée. Leur objectif premier est de quantifier le rapport bénéfice/risque du traitement. Ils comportent trois phases, complétées par une phase de pharmacovigilance après l'autorisation de mise sur le marché. La première phase vise à analyser la toxicité du

[1] CHEN R, *et al.* « Personal omics profiling reveals dynamic molecular and medical phenotypes », *Cell*, 2012, 148, pp. 1293-1307.

produit, la deuxième à étudier l'efficacité du produit, la troisième à établir le service médical rendu.

Trois méthodologies peuvent être envisagées pour les essais cliniques en biomédecine, notamment en médecine personnalisée :

- un protocole dont la randomisation n'est pas stratifiée par les biomarqueurs et qui lie l'efficacité du médicament et les résultats des tests,
- un protocole faisant appel à la stratification, en différenciant les marqueurs négatifs et positifs,
- un protocole d'enrichissement, qui évince les marqueurs négatifs qui ne pourront pas répondre au traitement.

Le recours à la « randomisation », qui consiste à répartir au hasard les patients et les thérapies testées, afin de réduire l'interférence des variables autres que celles étudiées, a été une étape essentielle. Dans ce type d'étude, les patients sont regroupés en deux groupes préalablement constitués et reçoivent deux traitements différents assignés par tirage au sort. Le test peut être réalisé en aveugle, le sujet ne sachant pas le traitement qui lui est administré, ou en double aveugle, l'investigateur ne le sachant pas également, ce qui permet d'éviter tout biais dû à l'investigateur. La loi des grands nombres démontre que, lorsque l'effectif est suffisant, une répartition aléatoire des sujets dans les deux groupes assure une homogénéité correcte des déterminants au sein des groupes. Il est alors possible d'attribuer la différence d'effet observée aux traitements. Ainsi, la loi des grands nombres, et les outils statistiques associés, permettent de traiter des données subjectives pour en tirer des résultats objectifs, mais il est important de souligner qu'elle ne s'applique que si la taille de l'échantillon est beaucoup plus grande que le nombre de paramètres à prendre en compte.

Les systèmes étant complexes et leurs dynamiques « multi-échelles », ils ne peuvent être étudiés qu'*in vivo*. C'est rappeler l'importance de la recherche translationnelle qui assure le transfert et l'application rapide des avancées de la recherche au bénéfice des malades. Elle assure le continuum entre la recherche et les soins et permet aux patients de bénéficier plus rapidement des innovations diagnostiques et thérapeutiques. Elle facilite le passage de la science à la clinique

Les essais cliniques randomisés sont classiques dans l'industrie pharmaceutique. Ils visent à maîtriser au maximum l'incertitude qui accompagne tout nouveau traitement par l'évaluation de leurs effets indésirables. La recherche translationnelle, elle, a une logique d'expérimentation plutôt que d'évaluation afin d'accélérer le développement des thérapies ciblées. Elle supprime, de fait, les barrières entre chercheurs, cliniciens et patients, mais elle est aussi plutôt soutenue par une logique proactive et marchande qui ne prend pas en compte, ou pas assez, les considérations éthiques pour les patients qui participent à ce processus[1]. Cambrosio et ses collègues[2] ont bien mis en évidence le souci d'un transfert technologique rapide et efficace entre la recherche et la clinique, et la collaboration concomitante avec le secteur privé, ce qui privilégie un objectif d'expérimentation à visée essentiellement

---

[1] C. Lafontaine, *Le corps-marché*, Paris, Editions du Seuil, 2014, page 240.

[2] A. Cambrosio et al., « Mapping the emergence and development of translational cancer research", *European Journal of Cancer*, Vol. 42, N° 8, 2006, PP 3140-3148.

commerciale au détriment, au moins partiel, de la mission de soin que doit avoir la clinique.

Les essais cliniques dits de phase 0 (encore appelés « études microdoses ») participent à cette même logique en observant les effets d'un médicament expérimental administré à très faibles doses sur un petit groupe de patients. Ils évitent ainsi la phase I des essais cliniques portant sur l'évaluation de l'innocuité d'un traitement et la détection d'effets secondaires. Que l'on parle de recherche translationnelle et d'étude phase 0, c'est le corps du patient qui devient le matériel expérimental, pour accélérer le processus d'innovation et de mise sur le marché. Alors que les essais randomisés ont pour objet de réduire progressivement l'incertitude, de façon à la maitriser au maximum par l'évaluation des effets indésirables d'une nouveauté thérapeutique, la recherche translationnelle et les essais de phase 0 visent au contraire à produire de l'incertitude pour créer de l'innovation. C'est alors plus une expérimentation qu'une évaluation.

Pour terminer, rappelons qu'aujourd'hui une étude d'efficacité d'un nouveau produit, que ce soit un médicament, un nutriment ou une association de produits, ne peut espérer obtenir une réponse positive que si elle est testée sur des échantillons de l'ordre de mille patients, inclus et comparés à un groupe placebo en sachant que, pour se placer dans une situation d'objectivité la plus absolue, l'étude doit être conduite en double aveugle, c'est-à-dire que ni le médecin, ni le patient ne sont informés de qui reçoit le placebo et de qui reçoit le produit actif.

Troisième Partie

Quelques questionnements essentiels

Chapitre IV

Actions et anticipations

La société est de plus en plus définie en termes de risques, confirmant ainsi l'avènement d'une « société du risque » pour reprendre la thèse d'Ulrich Beck[1]. La médecine personnalisée n'y échappe pas. Elle ne s'oppose pas à la médecine préventive, qui n'en est qu'un sous-ensemble, la médecine personnalisée ne se limitant pas à l'existence de risques pour une personne saine, mais continuant à avoir un sens quand la maladie est déclarée.

Il faut de fait se poser la question de la personne quand on parle de médecine personnalisée. Depuis le 19ème siècle, la « personne » a été de moins en moins présente dans le discours médical, la position dominante étant que le diagnostic et le traitement pouvaient être standardisés et universalisés, le patient devenant un patient « standard ». La médecine a néanmoins toujours considéré la singularité des cas individuels. La relation médecin – patient se recentre sur l'individu, mais cet individu n'est pas que la somme de ses données scientifiques ou génétiques mais une personne à part entière qui doit être prise en compte dans sa globalité. C'est à la fois un être singulier et un être social,

---

[1] Ulrich Beck, *La société du risque, sur la voie d'une autre modernité*, Paris, Editions Flammarion, 2001 (trad. Française)

ce que reconnaît la médecine, notamment la médecine personnalisée, mais celle-ci articule l'ensemble des caractéristiques de l'individu, qu'elles soient biologiques ou sociales. C'est, de plus, un être dont l'identité biologique ne se limite pas à un aspect génétique, mais doit aussi prendre en compte son système immunologique et son système neurologique, ce qui confère à cette identité biologique un caractère dynamique, à travers le temps, et non un maintien à l'identique. C'est un être, objet d'un processus d'individuation permanent, le vivant ayant la capacité de maintenir la continuité de son être par la régénération permanente que permettent ses cellules souches. C'est un être qui vit, de plus, en permanence en association avec des millions de bactéries essentielles à son bien-être.

Comme l'écrit Michel Morange, « aujourd'hui coexistent dans les sciences de la vie plusieurs schèmes explicatifs différents, dont l'articulation est absolument nécessaire »[1]. Il met en valeur trois schèmes explicatifs, un schème molécularo-mécaniste basé sur des structures moléculaires, un schème darwino-historique expliquant comment un nombre limité de mutations pouvait aboutir à une meilleure efficacité des processus, un schème physique non causal donnant de l'importance à la structure et à la dynamique des réseaux. Chacun de ces schèmes explicatifs a son intérêt, et l'articulation consiste à définir les zones d'interactions entre les différents schèmes. Cependant, toutes les recherches post-génomiques, et leur traduction par le biais de biomarqueurs, ont changé la façon d'expliquer les phénomènes. Au mode d'explication fondé sur la mise en évidence de mécanismes moléculaires causaux, a été associée l'information fournie par des biomarqueurs sans qu'il y ait de liens de causalité directs entre un biomarqueur

[1] MORANGE Michel, *Les secrets du vivant*, Paris, La Découverte, 2005, page 187.

et une maladie. Cette combinaison des modes d'explication accentue la caractérisation individuelle, chaque patient étant un être biologique singulier, qui donne à la maladie à laquelle il sera confronté des caractéristiques particulières.

La philosophie contribue à l'analyse de ces questions par ses approches conceptuelles. Si l'on retient son étymologie (*com-capere*), le concept c'est « prendre ensemble », c'est le rassemblement d'une pluralité d'éléments – et ce qui a précédé montre bien la complexité des phénomènes – dans une appréhension unique. Il joue un rôle moteur dans les réflexions, pouvant être défini comme une représentation mentale de mécanismes fondamentaux.

Le concept a un caractère abstrait et universel. Il met en évidence un aspect de la réalité, considéré à part comme s'il constituait un objet de connaissance pour son propre compte. Généralement doué de stabilité, il est aussi en perpétuelle transformation, il n'est pas donné et dépend d'un contexte. On peut l'illustrer par le gène. La notion de gène a été un concept important et a constitué, si l'on peut dire, une représentation capable de créer l'unanimité. Mais parler, par exemple, de gène de prédisposition laisse supposer un déterminisme qui ne se vérifie que dans les cas limités de maladies monogéniques, alors que les avancées de la post-génomique amènent à penser que le concept de gène est en perpétuelle transformation.

Il ne faut, par ailleurs, pas confondre concept et dogme scientifique. Le fait qu'un ADN donne plusieurs transcrits et non un seul, et qu'un transcrit puisse être traduit en plusieurs protéines, ne serait-ce que par des modifications post-traductionnelles, met à mal le dogme central de la biologie moléculaire. Il fait évoluer la notion de gène, sans pour autant remettre obligatoirement en cause le concept de gène. En fait, le concept de gène n'a pas évolué, il reste une séquence codante du génome, c'est-à-dire une séquence codant pour une protéine. Avec cette définition, l'ensemble des gènes ne représente que 5% du génome humain. En particulier, les séquences régulatrices sont ignorées. Cela conduit à deux positions extrêmes. La première considère que le concept de gène est obsolète, en ne gardant de ce concept que la définition de séquence codante. La seconde considère au contraire que le concept de gène doit être élargi. C'est notamment la position de Jean Deutsch[1] qui avance l'idée qu'il y a deux sortes de gènes, les gènes qu'il qualifie « de construction et d'action » (parties codantes), ceux notamment qui codent pour les protéines, et les gènes qu'il qualifie « d'interprètes » (parties non codantes) qui, agissant comme des régulateurs, modulent l'expression des premiers. Il n'y a pas un changement de paradigme au sens de Thomas Kuhn[2], mais plutôt progression des connaissances grâce à des ruptures de dogmes, ruptures permises par l'apparition de techniques ou d'instruments mieux adaptés, et par l'utilisation de méthodes plus performantes et mieux appropriées.

De plus, avec la médecine, on fait intervenir le concept de patient. Il recouvre la personne qui endure la maladie, et en ce sens on peut l'assimiler au malade, mais il intègre également une idée de passivité, le patient subit la maladie, et une idée d'impuissance, le malade ne peut s'en sortir seul.

Enfin, en abordant la question d'individualité, on fait intervenir le concept d'individuation. Il désigne une dimension constitutive individuelle, et on peut se demander

---

[1] Jean Deutsch, *Le gène, un concept en évolution*, Paris, Le Seuil, 2012, édition numérique.

[2] Thomas Kuhn, *La structure des révolutions scientifiques*, Paris, Flammarion, 2008.

si les sciences du vivant offrent un modèle d'individualité ou un fondement pour l'individuation.

Cela illustre des limites de la notion de concept que Michel Serres qualifie « d'économie de pensée »[1]. Il lui préfére la pensée par singularités, considérant que, si dans le concept il y a du général, il n'y a pas d'universel, alors qu'en considérant des singularités, on peut rentrer dans le détail des choses, en en saisissant le concret.

Le réductionnisme, qui rapporte les êtres vivants aux produits de leurs gènes, est donc aujourd'hui contesté, mais la question du déterminisme, la question de l'inné et de l'acquis par exemple, restent posées. La génétique humaine est au coeur de ces questions puisque, comme on l'a vu, elle est marquée par une tension entre le gène, issu de l'hérédité, et l'environnement qui peut expliquer l'expression du gène, voire ses variations accidentelles.

Si l'on donne au génome la place première, « l'humain est déterminé par une nature fixe, bien définie, inaliénable et atemporelle »[2]. On a affaire à un déterminisme essentialiste. C'est le cas pour les maladies monogéniques. Par contre, si on s'intéresse au transcriptome, protéome ou autre interactome, de nombreux déterminants apparaissent et on ne peut plus parler de certitude causale, mais de probabilité, au mieux de prédisposition génétique. Dans la majorité des cas, de nombreux gènes sont impliqués et il est difficile de décrire les mécanismes en jeu. On ne peut plus parler de causalité génétique, mais seulement introduire la

---

[1] Michel Serres, *Pantopie : de Hermès à petite poucette*, Paris, Editions Le Pommier, 2014, page83.

[2] Laurence Perbal, « L'humain, cet être interactivement prédisposé ? Une histoire du déterminisme de l'inné en génétique humaine », Lille, *Revue Mosaïque N°4*, juillet 2010.

notion de facteurs de risques génétiques. Cela signifie qu'un individu n'est pas entièrement déterminé par ses gènes, il est au mieux prédisposé, en termes de probabilités, on a ainsi affaire à un déterminisme probabiliste. Le déterminisme, s'il a montré son intérêt dans la recherche scientifique, notamment la recherche biologique et médicale, laisse apparaître des limites qui ont donné naissance au concept d'aléatoire.

Tout cela amène à analyser d'autres composantes qui peuvent ou doivent intervenir dans ce qui est considérée comme la médecine personnalisée.

IV-1 Données et connaissances

Avoir de nouvelles possibilités techniques et de nouveaux instruments offre de nombreuses opportunités. Elles permettent de faire des analyses à différents niveaux. Au niveau moléculaire, on privilégie les gènes, une information statique présente dans les différentes cellules, ou l'expression et la traduction des gènes, une information dynamique dépendant notamment des contextes et de l'environnement. À un niveau plus global, par imagerie notamment, on privilégie l'ensemble de l'organisme. Mais avoir de nouvelles possibilités ne signifie pas nécessairement savoir mieux. Les technologies et les *Big Data* associées risquent de décontextualiser les pratiques médicales, alors que, selon Michel Foucault[1], il n'y a pas de vivant hors de son contexte.

Dans *Les mots et les choses*[2], Michel Foucault relève que chaque époque est définissable, non seulement par un

[1] Michel Foucault, *Naissance de la clinique,* Paris, PUF/Quadrige, 2012.

[2] Michel Foucault, *Les mots et les choses*, Paris, Gallimard, 1966.

ensemble de problématiques, d'hypothèses et de méthodes de recherche qui constituent un invariant de cette époque, mais aussi par un certain découpage du réel en objets identifiables, par des énoncés qu'il est possible de produire à propos de ces objets. Avec l'importance que prennent les données, on peut considérer qu'une nouvelle approche, axée sur l'information, est en voie de constitution. Mais sans doute faut-il s'interroger sur la définition même d'information. Sa définition ne peut pas être que technologique – les notions de programme et de code sont abandonnées aujourd'hui dans les sciences du vivant -, mais plutôt vue dans un contexte de processus complexes. L'information ajoute *a priori* un contexte dans les relations entre les données et, éventuellement, d'autres informations. Ce qui a été dit sur l'évolution de la génétique l'illustre bien. Au moment du Projet Génome Humain, la génétique était entièrement dominée par le dogme central qui considérait que l'information était le secret de la vie et qu'elle se logeait exclusivement au sein de l'ADN sous la forme mixte d'une mémoire et d'un programme, tout en obéissant aux règles écrites dans la double hélice de la molécule. Avec la post-génomique, notamment la protéomique et la biologie des systèmes, tout n'est plus dans l'ADN et l'information est plutôt considérée comme une propriété émergente. La pensée complexe met ainsi en lumière l'émergence.

> Par émergence, on entend que, au fur et à mesure que les systèmes acquièrent des degrés de plus en plus élevés de complexité organisationnelle, ils présentent de nouvelles propriétés dont l'existence ne peut être prédite à partir des lois gouvernant les systèmes les plus simples.

On peut, à ce stade, faire référence à Gilbert Simondon qui proposait de remplacer la notion d'information par la notion de potentiels, au sens de la physique. Pour lui, « l'information n'est pas une chose, mais l'opération d'une chose arrivant dans un système et y produisant une transformation »[1].

Par ailleurs, il est intéressant de relever ce qu'écrit Henri Atlan dans *Le Vivant post-génomique*. En critiquant la notion d'information, il dénonce « d'une part son caractère seulement probabiliste qui semble ignorer toute question de signification et, d'autre part, l'impossibilité de création d'information »[2].

Enfin, La simple production de données n'équivaut pas à l'élaboration d'une information scientifiquement rigoureuse, pertinente et cliniquement utile. La quantité d'informations pertinentes est loin d'avoir augmenté dans les mêmes proportions que l'information tout court. Ce qui est en cause n'est autre que la relation entre les savoirs et les actions à mettre en place, même si la formule « connaître pour agir » peut s'avérer inopérante faute de traitements adaptés contre une maladie. La bonne information nécessite de faire une première distinction entre le fait de communiquer sur une potentialité par le biais de processus biologiques et de communiquer sur la maladie elle-même.

La médecine calcule alors des trajectoires prévisibles à partir des corrélations issues de données recueillies sur des cohortes de patients.

---

[1] Gilbert Simondon, « L'amplification dans les processus d'information (1962) », dans Communication et information : cours et conférences, Chatou, La Transparence, 2010, page 159.

[2] Henri Atlan, *Le Vivant post-génomique, ou qu'est-ce que l'auto-organisation ?,* Paris, Odile Jacob, 2011, page 33.

Le terme de trajectoire[1] fait référence non seulement au développement physio-pathologique de la maladie, mais également à l'ensemble des organisations utilisées pour suivre le cours de cette maladie. Ce concept de trajectoire est adapté chaque fois qu'un sujet cherche à contrôler son état. Comme l'écrit Anselm Strauss[2], ce concept « est nécessaire à une appréhension sociologique de la gestion de la maladie ».

Se posent au préalable un grand nombre de questions :

- La question sur le statut et la valeur des données ;
- La question sur l'incertitude associée à ces données ;
- La question sur l'interprétation que l'on peut faire de ces données en abordant les problèmes de causalité et de mécanismes ;
- La question sur les conséquences que le choix de l'acquisition de données en masse a sur les pratiques de recherche, notamment de recherche clinique.

Savoir comment se construisent et se disséminent les données, leur format, leur qualité s'impose ainsi avant d'analyser comment elles produisent de la connaissance, sans « oublier que toute production des connaissances est toujours déjà située »[3].

[1] On pourrait dire aussi que la trajectoire d'une maladie est un phénomène changeant, parfois de manière inattendue, que c'est un processus.

[2] Anselm Strauss (1992) « Maladies et trajectoires » dans *La Trame de la négociation*, Paris, L'Harmattan, page 144.

[3] Dominique Pestre, *Science, argent et politique. Un essai d'interprétation*, Paris, INRA-éditions, 2003.

La médecine fondée sur des faits (EBM ou *Evidence Based Medicine*[1]) promeut une médecine de la preuve, censée déjouer les failles d'une médecine de l'autorité[2], et facilite la mise en place de systèmes automatisés et l'accès aux connaissances médicales. Elle tend à l'application d'une rationalité stricte à l'ensemble de la pratique médicale, rationalité fondée sur des essais cliniques contrôlés et fonctionnant sur le modèle de la statistique. La preuve est la matérialisation d'un fait, elle peut n'en être que la trace, mais elle apporte la certitude. Comme le souligne Anne Fagot-Largeault[3], l'EBM « doit permettre d'assurer la cohérence du comportement médical » en cherchant à construire une méthodologie de la pratique médicale. Son fondement repose donc sur une méthodologie de constitution du savoir. Cette preuve peut être de nature expérimentale ou de nature statistique, même si cette distinction est assez floue[4]. Mais il faut l'articuler avec une médecine fondée sur des valeurs (VBM ou *Value Based Medicine*) car il s'agit, en effet, non pas de traiter une maladie, mais plutôt de soigner une personne, en tenant compte de sa singularité, de ses priorités, de ses attentes. La complexité toujours croissante des soins requiert que les prises de décision se fondent aussi bien sur les données probantes que sur les valeurs. Il faut reconnaître que les valeurs ont la même importance que les données probantes

---

[1] A. Cochrane, Effectiveness and Efficiency, random reflections on health services, London, Royal Society of Medicine, 1971.

[2] D. L. Sackett et al., « Evidence-Based Medicine : What it is and What it isn't », *British Medical Journal*, 1996, 312, pp. 71-72.

[3] Anne Fagot-Largeault, *Philosophie des sciences biologiques et médicales*, cours au Collège de France 2001-2002,https://www.college-de-france.fr/media/anne-fagot-largeault/UPL8928_AFL_res_0102.pdf.

[4] Par exemple, les essais cliniques, considérés comme des preuves expérimentales, sous prétexte qu'ils sont contrôlés, conduisent, de fait, à es résultats établis statistiquement.

de l'EBM. Cela conduit, de fait, à envisager deux approches, une approche médicale de la maladie, basée sur des statistiques, et une approche personnelle de la maladie. Il y a une tension, généralement croissante, entre le devenir scientifique de la maladie d'une part, et la disparition progressive de la singularité et de la subjectivité du malade d'autre part.

Progressivement, on est aussi passé de l'*evidence-based medicine* à la *precision-based medicine* qui fait appel à la multiplication des paramètres d'analyse d'un sujet, notamment par l'utilisation de toutes les technologies *'omics*. En devenant scientifique, la médecine tient compte de la singularité de la personne mais est aussi porteuse du paradoxe épistémique et éthique d'être « la médecine de moins en moins centrée sur la personne ».

Les types de raisonnement

La production massive de données a l'ambition de mettre à jour de nouvelles connaissances scientifiques et de conforter ou de faire évoluer les pratiques médicales en s'appuyant sur des méthodes de raisonnement. Il y a deux types principaux de raisonnements. Dans le premier, une accumulation d'énoncés singuliers conduit à un énoncé de type général : c'est l'inférence inductive. Dans le second, le raisonnement déductif relie des énoncés généraux à des énoncés particuliers. Appliqués au fonctionnement de la science, on peut considérer qu'on a une conception inductiviste du processus de constitution du savoir scientifique et une conception déductiviste de l'explication scientifique. Ainsi que nous l'avons relevé en abordant la question de la démarche, la méthodologie traditionnelle hypothético-déductive n'est plus la seule. On passe d'une science de l'hypothèse à une science de la découverte par comparaison. L'analyse des immenses masses de données que constituent les *Big Data* se fait principalement par la mise en évidence de corrélations. Les *Big Data* procèdent plus par induction et génèrent du sens en passant des faits observés à une connaissance générale alors que la déduction est un processus qui permet de conclure une affirmation à partir d'hypothèses. Induction et déduction sont deux procédures de raisonnement. Elles ne sont pas en réelle opposition[1]. En fait, les hypothèses ne disparaissent pas, elles changent plutôt de statut en n'étant plus la source première d'une investigation, mais plutôt des moyens d'ajustement théorique à la suite de l'exploitation des données.

L'abduction, proposée par Charles S. Peirce[2] qui la définit comme la « conjecture sans force probante, fondée sur une hypothèse tirée de l'expérience » est, avec la déduction et l'induction, un troisième type majeur de l'inférence[3]. Elle consiste, lorsque l'on observe un fait dont on connaît une cause possible, à conclure à titre d'hypothèse que le fait est probablement dû à cette cause-ci. Une méthode de recherche peut être modélisée selon l'enchaînement élémentaire « abduction – induction – déduction ». Traduite pour le traitement des *Big Data*, l'abduction signifie que les données vont « parler » d'elles-mêmes sans qu'il y ait besoin d'avoir de modèles préconçus pour les analyser. Dans cette perspective, l'abduction est le processus de formation d'une hypothèse générale sans l'assurance qu'elle réussisse.

---

[1] On peut considérer cependant que l'induction ne fait passer que du vrai au probable tandis que la déduction va du vrai au vrai.

[2] I. Mourral, L. Millet, *Petite encyclopédie philosophique*, Editions Universitaires, 1995, page 7.

[3] L'inférence, c'est passer d'une proposition tenue pour vraie à une autre qu'on juge en conséquence l'être aussi.

Selon Boyd et Crawford, l'accélération de la collecte et l'accumulation de données poussent à un mode de raisonnement de type empirico-déductif[1]. Cependant, les *Big Data* ont permis une libération de la connaissance selon plusieurs points de vue :

- une libération par la production des données en quantité, et on peut rappeler que la génétique d'aujourd'hui n'existerait pas sans les technologies d'acquisition des données qui ont accompagné le programme du séquençage du génome humain et ses suites ;
- une libération par la capacité de faire apparaître entre ces données des relations surprenantes, pas forcément expliquées, mais constatées avec une certaine régularité. Ces corrélations, pas nécessairement explicatives, sont bien de nature prédictive, et viennent bouleverser le domaine médical ;
- une libération par le côté dynamique de la production de données, puisque les données engendrent de nouvelles données.

Ces auteurs mettent en avant « six provocations » (l'automatisation de la recherche change la définition du savoir, les revendications d'objectivité et d'exactitude sont trompeuses, de plus grosses données ne sont pas toujours de meilleures données, toutes les données ne sont pas équivalentes, accessible ne veut pas dire éthique, l'accès limité aux *Big Data* crée de nouvelles fractures numériques)

---

[1] D. Boyd, K. Crawford, « Critical Questions for Big Data. Provocations for a cultural, technological, and scholarly phenomenon", *Information, Communication and Society*, 15 : 5, 2012.

tout en caractérisant, en contrepoint, la vision positive sur les *Big Data* par les avantages suivants :

- La donnée est le moteur de la découverte.
- La totalité des données peut être prise en compte.
- La recherche de corrélations est la méthode de choix.
- Les *Big Data* permettent la prise de décision.
- Les *Big Data* restent utiles même en l'absence de cadre théorique.

Mais ces avantages suscitent à leur tour des critiques quant à l'utilisation des *Big Data* telles que :

- L'hypothèse est nécessaire comme moteur de la découverte.
- La totalité des données n'est pas nécessaire, un échantillon de données suffit.
- La causalité est ce qu'il faut absolument rechercher.
- La prise de décision ne peut s'appuyer que sur la connaissance.
- Un cadre théorique est toujours nécessaire.

Si la médecine veut être véritablement une science de la personne humaine – la question doit être argumentée, est-elle une science ? Est-elle une technique comme le voulait Georges Canguilhem[1] ? Est-elle un savoir, savoir de la personne humaine, comme disait Michel Foucault ? - elle doit chercher à comprendre le sens de la maladie pour la personne qui en souffre, « bien au-delà du mécanisme causal que le diagnostic est susceptible d'établir pour en

---

[1] Selon Georges Canguilhem, la médecine n'est pas une science, c'est une technique utilisant des process au service de la vie.

trouver la cause et les moyens de la soigner »[1]. Ainsi, la médecine scientifique s'est-elle développée sous la forme d'une introduction des mathématiques probabilistes, l'outil probabiliste se répandant massivement à partir du XIXème siècle et jouant un rôle essentiel dans l'« *Evidence Based Medicine* » contemporaine.

Comme le dit Michel Foucault, la médecine, à travers l'usage des probabilités, peut s'accepter comme savoir incertain, sans faire de l'incertitude une marque de non-savoir[2]. Ce faisant, elle donne en outre une place à l'individu malade, tout en cherchant à s'extraire de la particularité : « la certitude médicale se constitue non pas à partir de l'individualité complétement observée, mais d'une multiplicité entièrement parcourue de faits individuels »[3].

La question de l'incertitude

Dire que tout devient possible et parler de possibilité signifie qu'il y a une incertitude à la base. L'incertitude est une caractéristique permanente de la connaissance médicale. Ses sources sont multiples, la liberté inhérente au patient, la variabilité naturelle, ou encore les erreurs de mesures ou de raisonnement, par exemple. Plus généralement, l'objet de la médecine est un sujet qui dispose d'une liberté, ce qui implique que son comportement, ses attitudes ne sont pas complètement déterminés Cela rend, partiellement du moins, imprévisible l'objet de la médecine. Cela signifie que décider présuppose

---

[1] Marie Gaille, *Philosophie de la médecine - Frontière, savoir, clinique*, Paris, Vrin, 2011, page 31.

[2] Michel Foucault, *La naissance de la clinique*, Paris, PUF/Quadrige, 2015, page 139.

[3] Ibid., page 145.

l'incertitude, dont on peut distinguer globalement deux types[1] :

- L'incertitude de type épistémique due à l'imperfection de nos connaissances.
- L'incertitude ontologique due à la variabilité inhérente aux systèmes complexes.

À chaque degré de complexité apparaît un niveau d'incertitude, ce qui montre, de fait, la limite du déterminisme scientifique. Mais l'incertitude est également une valeur sociale, et, dans le traitement des données, il faut faire la différence entre la variabilité qui fait la singularité et ce qui est interprétable en termes de maladies.

L'incertitude est enfin quelque chose qui affecte les données. De fait, ce ne sont pas des données brutes qui sont utilisées. Toute une série de programmes qui en contrôlent la qualité sont mis en œuvre. Les données sont nettoyées et les données ne sont agrégées que si elles ont été obtenues selon des procédures normalisées, ce d'autant plus qu'elles sont hétérogènes par nature et présentent des variabilités tant interindividuelles qu'intra-individuelles. La fiabilité, nécessaire pour assurer la confiance, s'appuie sur la robustesse qui permet de prendre en compte les hétérogénéités, les hypothèses indépendantes, les chemins différents aboutissant à la preuve. La robustesse impose de ne pas se limiter à des approches réductionnistes et de concilier ces approches aux approches valorisant l'expérience clinique et celle des patients. Ajoutons que si nous avons à considérer des données, qu'elles soient issues de l'expérimentation ou de l'observation, nous ne devons

[1] W. E. Walker et al., Defining Uncertainty. A Conceptual Basis for Uncertainty Management in Model-Based Decision Support", *Integrated Assessment*, 4:1, 2003.

pas oublier que ces données doivent être validées, avant de les utiliser pour déterminer les causes d'un phénomène. Les statistiques y aident.

Pour prendre en compte ces questions relatives au problème de l'incertitude, les technologies doivent adopter des méthodes, processus ou normes. C'est ainsi que les technologies autour des biomarqueurs doivent satisfaire des critères de standardisation, d'intégration et d'harmonisation[1] :

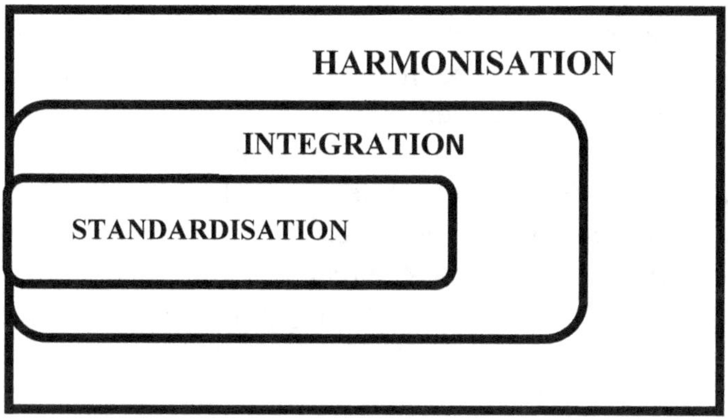

La standardisation concerne la collecte des données, leur analyse pour produire de l'information, ainsi que les procédures pour créer de la connaissance. L'intégration suppose la possibilité de prendre en compte des données provenant de sources diverses pour considérer le vivant comme un tout et le couplage entre les données scientifiques et les données de santé. Quant à l'harmonisation, elle concerne l'harmonisation des pratiques dans les différents centres, l'harmonisation par la

[1] Harvey and al., "The future of technologies for personalised medicine", *New Biotechnology*, Vol. 29, N° 6, 2012.

communication entre le monde scientifique et le monde médical, l'harmonisation des réglementations et l'harmonisation des systèmes de santé.

Ces critères suffisent-ils ? On peut s'interroger en considérant à titre d'exemple, l'utilisation de techniques comme les techniques d'imagerie. Elles donnent à voir, mais, la question a déjà été posée, voir, est-ce savoir ? Le fait de voir le fonctionnement du cerveau, notamment l'activité de certaines zones dans un contexte donné, permet-il de mieux comprendre notre manière d'agir et de raisonner ? Nous pouvons plutôt considérer que le médecin, quand il analyse une image biomédicale, ne voit que parce qu'il sait – il voit par exemple les lésions caractéristiques de la maladie d'Alzheimer.

Parler de preuve comme le veut l'EBM, c'est-à-dire d'une information utilisée pour croire ou non à une proposition, nécessite de se préoccuper de la qualité de l'information. Il ne faut pas oublier qu'un diagnostic, un diagnostic génétique par exemple, ne se justifie que par les avantages que l'on peut en attendre, et il ne faut pas cacher les incertitudes quant à la qualité des résultats obtenus, et à la nécessité qu'ils ont à être interprétés. Dans les démarches diagnostiques, la prise en compte de l'incertitude reste centrale car les tests ne délivrent que des probabilités et non des certitudes, et c'est encore plus marquant pour les maladies évolutives. Par ailleurs, il ne faut pas oublier que les tests, s'ils sont personnels, sont néanmoins probabilistes, ce qui nécessite de passer d'une information issue d'un grand nombre de données obtenues sur des cohortes d'individus très différents, à des données valables pour un individu singulier[1].

[1] C'est le cas aussi des essais cliniques, généralement considérés comme des preuves expérimentales parce qu'ils sont particulièrement

Enfin, si, face à l'incertitude, la réponse peut être médicale par des interventions comme les thérapies ciblées contre les cancers, elle peut aussi simplement porter attention à la singularité des personnes malades. Au lieu de demander à la médecine de se focaliser sur les pathologies, la société lui demande alors de s'intéresser à l'être dans son ensemble.

La question de la vérité

L'interrogation qui concerne la définition de la vérité – à partir de quand un savoir établit-il qu'une chose est vraie ? - est certes centrale. Mais, comme l'écrit Michel Foucault, « autant elle peut alimenter les réflexions sur sa place et son usage dans les pratiques scientifiques, autant elle ne doit pas être normative et confondue avec celle qui consisterait à chercher si la science atteint « la » vérité sous sa forme désincarnée et surplombante. La vérité qui nous intéresse ici est plutôt définie par l'ensemble des règles et des procédures qui permettent de prononcer ou de faire jouer des énoncés qui sont considérés, à un moment donné, comme vrais par les personnes[1] ». Ces règles et ces procédures s'inscrivent plus largement dans un « régime de vérité », qui recouvre à la fois les types de discours qu'une société accueille et fait fonctionner comme vrais, les techniques et les procédures qui sont valorisées pour l'obtention de la vérité, et le statut de ceux et celles qui ont la charge de dire ce qui fonctionne comme vrai. Ludwik Fleck dans son livre *Genèse et développement d'un fait scientifique*[2], introduisant le concept de « collectif de

---

contrôlés, mais dont le résultat est toujours établi statistiquement.

[1] Michel Foucault, *Dits et écrits II, 1976-1988* (1994), Paris, Gallimard, 2001.

[2] Ludwik Fleck, *Genèse et développement d'un fait scientifique*, Edition Française, traduction de Nathalie Jas, Paris, Les Belles Lettres, 2005.

pensée », fait ressortir l'importance du contexte social dans lequel les travaux s'insèrent. On peut ainsi parler, pour chaque avancée, de trajectoire, sans oublier le temps nécessaire pour faire « face à l'imprévu et à la nouveauté »[1]. Sa traduction actuelle réside dans les consortiums qui se mettent en place et qui reflètent un « style de pensée ». Ce style de pensée est le fait de scientifiques, ce qui pourrait rapprocher cette notion de la notion de paradigme développée par la suite par Thomas Kuhn[2], mais il n'est pas uniquement le fait des scientifiques puisqu'il est consolidé ou conforté par le contexte social :

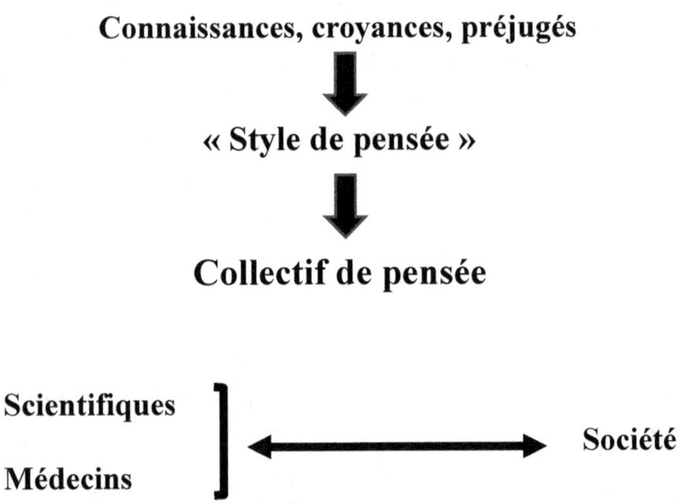

Pour Kuhn, tout se passe dans le monde scientifique et ses paradigmes sont théoriques, la question de la pratique n'intervenant pas. Fleck introduit la composante sociale et

---

[1] Ibid., page 96.

[2] Thomas Kuhn, *la structure des révolutions scientifiques*, Paris, Flammarion, 2008.

pour lui, la pratique a toute son importance, les concepts n'intervenant que dans leur mise en œuvre opérationnelle. À titre d'illustration, on peut relever qu'aujourd'hui, c'est le présentisme qui s'impose.

La société d'aujourd'hui est riche d'un savoir qui progresse toujours à une vitesse accélérée, ce qui amène à considérer le caractère fragmentaire, et surtout révisable, de toute connaissance. Cela nécessite de se poser la question de la vérité, question d'autant plus importante que la complexité du réel est largement admise. On peut considérer que la vérité se détermine au vu de ses conséquences pratiques. Sa propriété serait alors d'être utile, c'est la direction du pragmatisme. Mais face à la complexité, Edgar Morin[1] relève qu'« est faux toute idée close, figée, abstraite, séparée de la totalité dont elle fait partie mais [que] toute idée fausse est vraie dans la mesure où elle exprime une parcelle de vérité ».

Augmenter le volume des données ne règle pas nécessairement la question de la causalité, mais ouvre plutôt la porte à l'inexactitude. Il laisse une impression de désordre, d'une part parce que plus il y a de données, plus il y a des risques d'avoir des données erronées, d'autre part parce qu'on associe des données provenant de sources très diverses, qui ne concordent pas toujours facilement. Cela caractérise une évolution : au lieu de chercher quelque chose d'exact, on cherche plutôt à mettre en évidence une tendance. Cela conduit à modifier la conception des bases de données. Alors qu'aujourd'hui, elles n'acceptent que des données parfaitement formatées et en principe exactes, demain elles accepteront des données qui ne seront pas enregistrées dans des champs préétablis. On considère en

[1] Edgar Morin, *Mes démons*, Paris, Editions Stock, page 47.

effet que, toutes sources confondues, seules 5% de toutes les données numériques sont structurées.

Data-driven versus *Hypothesis-driven*

Les *Big Data* ouvrent un débat épistémologique : la construction des connaissances n'est-elle pilotée que par les données et non par des hypothèses ? Evolue-t-on vers une médecine baconienne ?

DÉBAT ÉPISTÉMOLOGIQUE AUTOUR DES DONNÉES

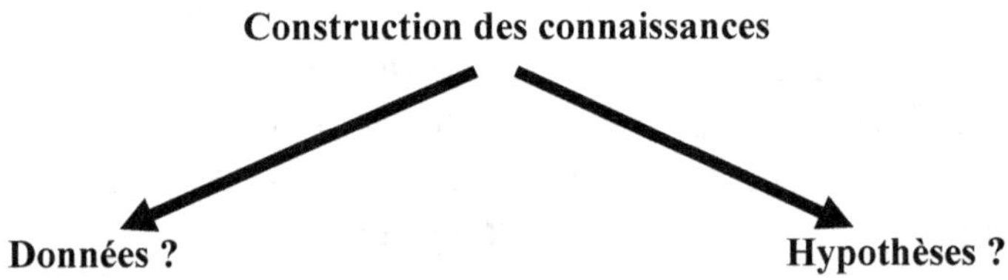

En fait, l'alternative *données ou hypothèses* ne tient pas quand on s'intéresse au domaine de la santé et de la médecine :

- en premier lieu, les hypothèses interviennent toujours dans la sélection des données. On privilégie certaines données plutôt que d'autres pour des raisons pratiques - la facilité de les obtenir -, pour des raisons économiques - leur coût -, mais aussi on sélectionne en fonction *d'a priori* souvent implicites. Ainsi, si l'on admet que ce qui est important ce sont les variants du génome, on choisit des données génomiques personnelles ; Si l'on considère que ce qui est important ce sont les interactions entre protéines, on choisit les données du protéome et du métabolome.

- en second lieu, la conception des outils utilisés pour obtenir des données repose sur certaines théories. A titre d'exemple, l'IRM relève de l'édifice très théorique de la mécanique quantique et de l'étude des propriétés magnétiques des noyaux atomiques.
- enfin, l'interprétation des données s'appuie sur des théories ou des modèles eux-mêmes largement façonnés par les instruments et techniques disponibles. Il faut d'un côté parcourir différents niveaux d'organisation, de l'autre faire appel à la modélisation, dont il faut accepter l'incomplétude, les modèles pouvant être multiples selon le point de vue retenu par le modélisateur.

Par ailleurs, statistique et méthodologie sont deux domaines indissociables. D'une part, la façon d'acquérir des données ne peut être médiocre si ce qu'on attend de la statistique doit permettre d'aboutir à des conclusions claires. D'autre part, les données n'ont de sens, ou d'intérêt, que si elles peuvent être analysées et interprétées. Cette remarque vise à rappeler que l'opposition « *hypothesis-driven* » / « *data-driven* » n'est pas dichotomique et qu'il existe une véritable dualité statistique / méthodologie d'acquisition des données. Depuis Bacon (*Novum Organon*)[1] jusqu'à Popper[2] ou même Lakatos[3], le rôle de

---

[1] F. Bacon, *Novum Organum* (1620), Introduction, traduction et notes par M. Malherbe et J.-M. Pousseur, Paris, PUF (Epiméthée), 1986.

[2] K. R. Popper, *The logic of scientific discovery*, Harper and Row, New York1968.

[3].Lakatos, *The methodology of scientific research programmes : Philosophical papers volume 1*, Cambridge University Press, Cambridge, 1978.

l'expérimentation était de tester des hypothèses. Mais aujourd'hui, l'expérimentation est devenue une approche épistémique en soi par l'accumulation de données [1], ce qui revient à en finir avec l'alternative entre science baconienne et science basée sur des hypothèses théoriques.

Les instruments deviennent de véritables moteurs de recherche. Cela ne signifie pas qu'un déterminisme technologique se substitue à un autre déterminisme comme le déterminisme génétique. Cela signifie qu'une logique instrumentale oriente le cours des recherches en se substituant à la logique des problèmes à résoudre. Les instruments et techniques servent, de fait, à accumuler des données. Comme l'écrivent Bernadette Bensaude-Vincent et Dorothée Benoit-Browaeys, « la recherche à haut débit procède d'un choix méthodologique qui valorise l'accumulation de données en vue de permettre des comparaisons et des combinaisons. [...] Cette méthode transforme la théorie en calcul combinatoire »[2]. Certes, avoir de nouvelles possibilités ne signifie pas nécessairement savoir mieux, mais tous ces nouveaux instruments offrent des opportunités non négligeables en permettant des analyses à différents niveaux, un niveau moléculaire et un niveau plus global par imagerie notamment. On peut considérer que le progrès technique correspond à un accroissement de la connaissance. D'un côté, il est, en effet, le résultat d'un processus d'accumulation, de diffusion et d'utilisation croissante de la connaissance, que cette connaissance résulte de nouvelles lois, de nouvelles régularités, ou qu'elle résulte de nouvelles

---

[1] S. Leonelli, " Making sense of data-driven research in the biological and biomedical sciences ", *Studies in History and Philosophy of Biological and Biomedical Sciences*, 43, 2012, p ; 1-3.

[2],Bernadette Bensaude-Vincent, Dorothée Benoit-Browaeys, *Fabriquer la vie, où va la biologie de synthèse ?*, Paris, Seuil, 2011, page 58.

combinaisons de moyens techniques. De l'autre, il transforme les conditions de la connaissance, en permettant l'acquisition rapide d'un grand nombre de données dans les situations les plus diverses, et en intégrant les méthodes statistiques pour les interpréter.

L'utilisation expérimentale des instruments à haut débit, dans un cadre revendiqué a-théorique (recherche de corrélations sans hypothèses), continue ainsi de susciter des espoirs, bien qu'elle permette rarement d'identifier des biomarqueurs moléculaires cliniquement pertinents[1]. En comparant des cellules saines et des cellules malades et en cherchant ce qui les différencie à l'échelle moléculaire, on fait une observation a-théorique, sans hypothèses *a priori,* on cherche simplement à identifier des corrélations sans proposer de mécanisme explicatif. Dans un monde de données en petites quantités, la recherche des causes et l'analyse des corrélations commencent par la formulation d'une hypothèse de départ, et les données nécessaires à la confirmation ou l'infirmation de l'hypothèse peuvent ne pas être disponibles. Si les données existent en très grand nombre, les hypothèses ne sont plus indispensables pour mener l'analyse par corrélation, et ce d'autant plus qu'on ne se limite pas à une recherche de relations linéaires et qu'on peut identifier aisément des relations non linéaires entre les données. Rappelons cependant qu'on ne peut pas considérer que l'approche « *data-driven* » n'a aucune base théorique. Certes, elle n'utilise pas une approche causale, comme l'est la gravité par exemple pour expliquer des phénomènes mécaniques, mais elle s'appuie sur des théories statistiques, mathématiques et informatiques. Notons enfin que l'accumulation de plus en plus de données fait qu'elles

---

[1]Terry Shinn, *Research-Technology and Cultural Change : Instrumentation, Genericity, Transversality*, Oxford, The Bardwell Press, 2007.

seront disponibles pour des questionnements ultérieurs qui permettront de construire *a posteriori* des modèles de recherche non dépendants d'hypothèses de départ. L'accent mis sur la génomique n'est pas le seul à prendre en considération. Ainsi que le rappelle Richard Lewontin[1], chaque être vivant est à la fois le lieu et le produit de ses interactions. Les éléments de l'environnement, les éléments constitutifs de la personne, les microbes que nous hébergeons, constituent une singularité évolutive et multiple.

Nous hébergeons des centaines de milliers de milliards de bactéries, ce qui constitue notre microbiome dont la composition est singulière chez chaque personne. Ce microbiome a un effet sur notre métabolisme, nos réactions inflammatoires et sur la manière dont fonctionne notre système immunitaire.

Si l'opposition *hypothesis-driven research* versus *data-driven research* n'apparait plus pertinente, il convient néanmoins d'ajouter au couple « données/hypothèses » une composante « technologies », en rappelant que la technologie est à la fois un moyen et un objet de connaissance, qu'elle constitue un milieu.

Le fait d'acheter tel instrument ou tel autre oriente la recherche. La science est ainsi autant « *technology-driven* »[2] que « *hypothesis-driven* » ou « *data-driven* ». L'activité technique est aussi une activité de connaissance, elle n'a pas qu'une perspective utilitaire. On retrouve ce que

---

[1] Richard C Lewontin, *Human Diversity*, Scientific American Library; New édition 1995.

[2] .Bains, « Technological speculations and science », *Bioscience Hypotheses,* 1, 2008, p : 177-178.

défendait Gilbert Simondon[1] en écrivant « *opératoire* n'est pas synonyme de *pratique* ».

Le rôle de la technologie et de l'instrumentation a été largement abordé par des philosophes comme Ihde[2] et Pitt[3] qui ont notamment relevé que la technologie n'intervient pas que comme un outil mais est constitutive de la démarche de recherche et de développement. Avant eux, Carl Mitcham[4] avait relevé que la technologie est à la fois objet, savoir, activité et la marque d'une volonté. Tout comme la biologie, la biomédecine apparaît exemplaire par la sophistication des technologies développées pour produire, stocker et disséminer les données, par exemple les données génomiques. Les technologies haut débit, notamment les nouvelles techniques de séquençage et les *micro-arrays* font que les activités sont de plus en plus automatisées et « *technology-driven* » et que les infrastructures concernant les données prennent de plus en plus d'importance.

Il en ressort une nouvelle approche, focalisant la question sur l'utilisation de techniques et équipements d'une part, sur l'accumulation de données d'autre part, et reléguant ainsi le rôle des hypothèses

---

[1] Gilbert Simondon, *Du mode d'existence des objets techniques*, Paris, Aubier 1989.p.255-256.

[2] D. Ihde, « Has the philosophy of technology arrived ? A state-of-the-art review », *Philosophy of Science*, 71, 2004, p : 117-131.

[3] J. C. Pitt, *Thinking about technology : Foundations of the philosophy of tecnology*, Seven Bridges, New York, 2000.

[4] Carl Mitcham, *Thinking through technology*, Chicago, University of Chicago Press, 1994.

De l'expérimentation pour tester des hypothèses à l'expérimentation

Approche épistémologique en soi par accumulation de données

Une logique instrumentale se substitue à une logique des problèmes à résoudre

Analyse à différents niveaux

Niveau moléculaire

Niveau plus global

Approche transdisciplinaire

On utilise des techniques mais la technique est-elle neutre ou ne l'est-elle pas ? Si elle l'est, elle ne fait qu'obéir aux lois de la nature. Si elle ne l'est pas, elle incarne des valeurs spécifiques, elle peut devenir autonome, et alors, les moyens et les fins ne peuvent être séparés. Les lois sont des abstractions théoriques. Comme l'écrit Georges Canguilhem, « le vivant ne vit pas parmi des lois, mais parmi des êtres et des événements qui diversifient ces lois. Ce qui porte l'oiseau c'est la branche et non les lois de l'élasticité »[1].

Si les techniques conduisent à de réels progrès dans l'approche et la compréhension des phénomènes, elles doivent s'accompagner d'une certaine vigilance pour

---

[1] Georges Canguilhem, *Le Normal et le pathologique*, Paris, PUF/Quadrige, 2011, page 131.

garantir leur acceptabilité dans de nouvelles pratiques, d'autant plus que les connaissances, notamment les connaissances scientifiques, se nourrissent de probabilités et non de certitudes[1]. En fait, utiliser une technique, c'est adopter un point de vue particulier et donc laisser d'autres points de vue dans l'obscurité. C'est donc « en multipliant les expériences et les techniques que le biologiste [et le médecin] peut aborder l'inconnu sans le réduire au connu »[2].La complémentarité des méthodes et des techniques s'impose.

Rappelons qu'un objet technique concret est un objet qui est défini par ses relations. C'est un objet dont les relations avec le milieu extérieur font partie du fonctionnement même de l'objet. Être en position critique, c'est d'abord interroger l'objet, connaître ses caractéristiques et le type de relation qu'on a avec l'objet. Selon Simondon, il est impossible de définir les objets techniques en tant qu'objets de connaissance, sans introduire la question des relations qu'ils entretiennent avec un milieu associé composé d'autres objets techniques, de réseaux, d'infrastructures et des hommes qui les utilisent. En adoptant le point de vue des techniques, c'est-à-dire en considérant que les techniques influent sur les pratiques médicales, nous mettons un premier accent sur l'importance de la pluralité disciplinaire qui ne doit pas se « réduire à une simple juxtaposition de disciplines chacune ayant sa spécificité »[3].

---

[1] Cheiwess H., « Les neurosciences face à l'éthique : questions d'actualité », *Implications philosophiques*, 2013, http://www.implications-philosophiques.org/actualite/une/les-neurosciences-face-a-lethique-questions-dactualite/.

[2] Claude Debru, *Penser l'inconnu ? La recherche en biologie*, Paris, Hermann, 2009, page 6.

[3] Leo Coutellec, *La science au pluriel. Essai d'épistémologie pour les sciences impliquées*, Versailles, Editions Quae, 2015, page 14.

Cela conduit à revoir la place des disciplines dans la compréhension d'un « objet complexe ».

Classiquement, tout objet était associé à une discipline[1].Il s'agit d'un véritable enfermement qui ne peut pas aboutir à une compréhension correcte d'un objet complexe car un tel objet ne peut pas dépendre que d'une seule discipline particulière. Le monde de la recherche se caractérisant par une grande fragmentation des savoirs, il a alors fallu faire appel à une approche interdisciplinaire. Néanmoins, cette prise en compte d'une approche interdisciplinaire s'est faite, dans un premier temps, avec une discipline centrale qui « capturait » d'autres disciplines pour améliorer la compréhension de cet objet :

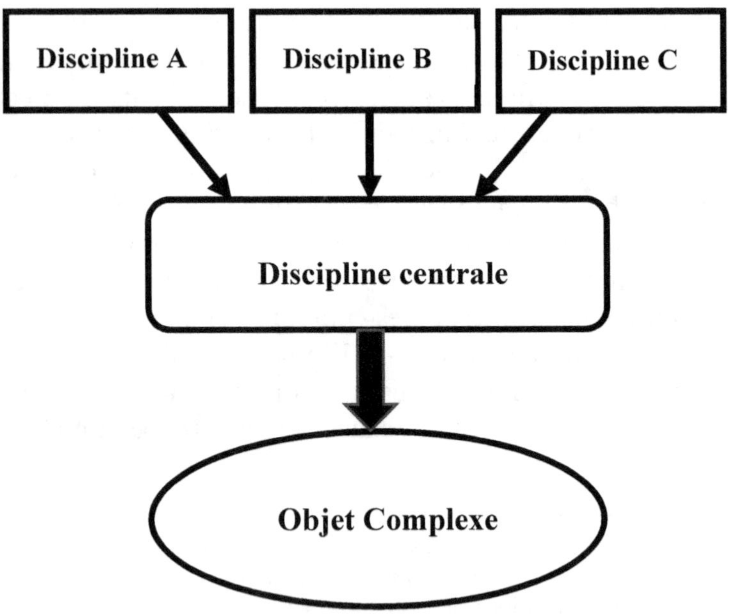

[1] Par exemple, on associe la maladie d'Alzheimer à la neurologie.

Cette interdisciplinarité est en grande partie illusoire, et ne permet pas une véritable vision transversale. Avec des objets complexes, comme les biomarqueurs par exemple, on ne peut plus raisonner en disciplines et la convergence de disciplines elle-même n'apparaît plus également comme une approche suffisante. Il faut mettre en relation de la science et de l'humain, tenir compte des hétérogénéités et ne pas privilégier une discipline particulière. Il semble plus utile de ne pas considérer une discipline centrale mais de décentrer toutes les disciplines et de mettre au centre l'objet complexe que l'on cherche à comprendre.

Il faut même plutôt considérer que chaque discipline ne peut pas tout expliquer et amener chaque discipline à dire ce qu'elle ne peut pas expliquer au vu de l'état de ses connaissances actuelles. Ainsi – et on rejoint là l'approche insuffisante de la médecine génomique –, amener la biologie moléculaire et la génétique à dire qu'elles ne peuvent pas expliquer toutes les maladies, par exemple la maladie d'Alzheimer, et leurs évolutions peut amener d'autres disciplines, par exemple les sciences humaines et sociales, à transférer leurs connaissances ou propositions. Comme « objet de connaissance », chaque maladie, et les biomarqueurs qui lui sont associés, convoquent plusieurs disciplines, chacune ayant son style de pensée :

- La génétique est convoquée pour l'identification des gènes impliqués dans l'apparition, puis l'évolution de la maladie ;
- La physiopathologie conduit à des modèles de différentes voies physiologiques possibles, comme celui de la cascade amyloïde dans la maladie d'Alzheimer par exemple ;
- L'imagerie biomédicale est directement couplée aux pratiques expérimentales et aux équipements ;

- Les essais cliniques, y compris leur composante psychologique et des tests comme les tests de mémoire, sont associés à l'analyse statistique et au calcul des probabilités.

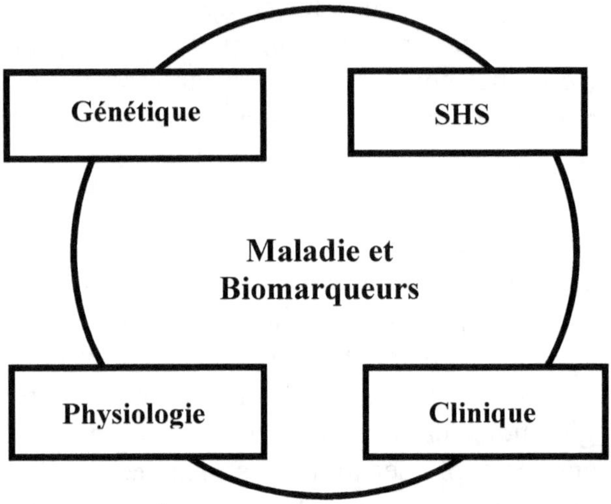

On peut alors parler de transdisciplinarité, par confrontation des disciplines. Le résultat n'est pas la somme des apports individuels de chaque discipline, il y a un véritable dépassement des frontières fixées pour chaque discipline.

Avec cela, on vise à articuler deux approches, une approche réductionniste qui se rapproche de l'objet à étudier comme si elle l'étudiait en champ proche, et une approche holiste qui s'éloigne de l'objet et l'observe en champ lointain.

Hétérogénéité

Outre le fait de faire face à des phénomènes complexes, la difficulté est que la biologie est une science constamment en prise avec l'hétérogénéité. De fait, plusieurs laboratoires travaillant en parallèle sur un même questionnement produisent fréquemment des résultats non superposables. Au moins trois grands types d'hétérogénéité ont déjà été identifiés :

- Une hétérogénéité liée aux phénomènes biologiques (notamment aux différentes échelles) ;
- Une hétérogénéité liée aux données, à leur stockage, à leur sélection, etc. ;
- Une hétérogénéité liée aux traitements et à la modélisation.

De façon générale, les *data scientists* ou bio-informaticiens, qui n'ont pas été formés à la physiologie et à la biologie, sont convaincus que les modèles qu'ils développent sont la réalité et non sa représentation. Pourtant, rendre les données diffusables et accessibles n'a pas pour objet l'interprétation des données en tant que représentation des phénomènes. Les processus de visualisation peuvent révéler des phénomènes qui n'apparaissent pas nécessairement quand les données sont très nombreuses, mais seules les statistiques permettent de simplifier les données. Ainsi que le fait remarquer Sabina Leonelli[1], la dissémination des données fait qu'elles subissent des modifications qui peuvent les rendre significativement différentes de celles issues de

[1] Sabina Leonelli, *Data-centic biology, a philosophical study,* Chicago MI, The University of Chicago Press,

l'expérimentation originelle. Elle ajoute que les modèles de données, c'est-à-dire des modèles « conçus pour intégrer toute l'information sur une expérience susceptible d'être utilisée dans des tests statistiques pour vérifier l'adéquation à une théorie »[1], ne peuvent avoir les mêmes attributs que les données elles-mêmes. Outre le volume des données, c'est bien l'hétérogénéité qui caractérise les différentes étapes du processus de production des connaissances. Cette hétérogénéité résulte, non seulement de la nature complexe des composants biologiques, mais aussi de l'expression des données elles-mêmes, de leur variabilité, des traitements qui leur sont appliqués ou des interprétations qui sont faites. Tout simplement, pour reprendre à nouveau l'expression de Sabina Léonelli, « les données voyagent » et il ne faut jamais oublier que les données acquièrent et conservent leur valeur que si elles sont associées à leurs conditions de production, c'est-à-dire à des données sur les données, ce qu'on appelle les « métadonnées ».

IV-2 La question de la causalité est-elle pertinente ?

Il est légitime de se demander si la question de la causalité est pertinente. Quand on parle de causalité, ce qui est important, c'est l'analyse du chemin causal, l'identification des passages obligatoires permettant de définir des actions.

[1] Patrick Suppes, « Models of Data », in *Logic, Methodology and Philosophy of Science : Proceedings of the 1960 International Congress*, E. Nagel, P. Suppes, A. Tarski (Ed.) Stanford, CA, Stanford University Press, 1962, Page 258.

On peut utiliser l'approche de Ernst Mayr[1] qui distingue la causalité proximale de la causalité distale :

- La causalité proximale est de nature réductionniste comme le rôle des gènes par exemple. Elle est du ressort de la biologie fonctionnelle ;
- La causalité distale est de nature historique et rassemble l'ensemble des facteurs comme les facteurs sociaux ou les styles de vie par exemple. Elle est du ressort d'une approche évolutionniste.

LA QUESTION DE LA CAUSALITE EST-ELLE PERTINENTE ?

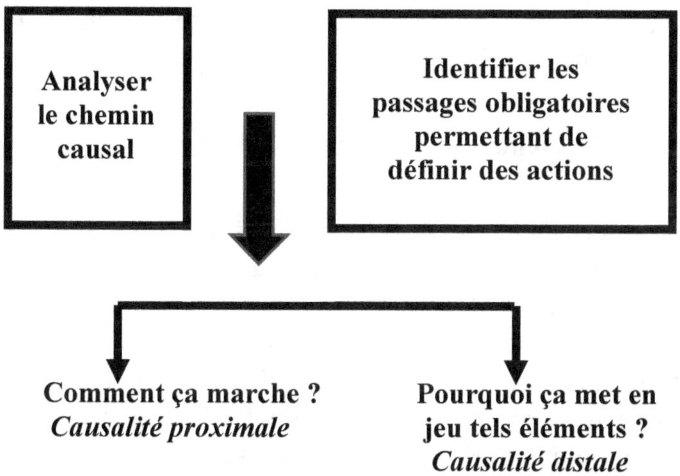

Découvrir «la cause de» est le but ultime des recherches. En pratique, ces investigations s'attachent à découvrir essentiellement les causes immédiates ou proximales, notamment lorsqu'elles s'effectuent selon des approches

[1] Ernst Mayr, « Proximate and ultimate causations », *Biology and Philosophy*, 1993, 8, pp 93_94.

réductionnistes. Cependant le pourquoi des maladies, en particulier dans le domaine des pathologies comportementales et psychiatriques, a très souvent des origines lointaines, voire historiques. S'interroger sur une causalité distale ouvre des perspectives nouvelles, en rapport avec la lente transformation des sociétés. On cherche ainsi à répondre à deux types de question :

- « comment ça marche ? », c'est la causalité proximale ;
- « pourquoi ça met en jeu tels ou tels éléments ? », c'est la causalité distale.

Associer les causes proximales et les causes distales semble être une nécessité pertinente dans les sciences de la vie et de la santé. Cela peut se traduire par l'équation, déjà proposée, du type

Genome * Exposome = Phenome

puisqu'elle tente de regrouper l'ensemble des facteurs, l'exposome visant à agréger les causes proximales et les causes distales.

Les causes sont des facteurs qui contribuent, dans une certaine mesure, à l'apparition de l'effet, sans être pour autant un élément déterminant nécessairement l'apparition de l'effet. De nombreuses maladies ont une origine multifactorielle associant des facteurs de prédisposition génétiques, épigénétiques ou environnementaux. C'est un ensemble de facteurs qui provoquent la maladie ou favorisent sa progression, sans qu'aucun d'entre eux puisse le faire à lui seul.

Causalité et corrélations

Les causes sont alors identifiées aux facteurs qui augmentent certes la probabilité d'apparition d'une pathologie, mais sans qu'elles la provoquent avec certitude ni la rendent nécessairement plus probable[1]. Les données issues des *Big Data* permettent d'établir des corrélations qui révèlent des tendances mais qui ne disent pas précisément, ni même obligatoirement, le pourquoi de quelque chose. Cela nécessite de bien relever la différence entre une relation causale et une corrélation. Si une corrélation est bien une association statistique entre des événements, cette indication ne signifie pas par elle-même comment les événements sont liés causalement, que la corrélation soit faible, moyenne ou forte, voire de 100 %. Ce peut simplement être dû au fait que deux événements peuvent se trouver corrélés, sans que l'un soit la cause de l'autre, uniquement parce qu'ils sont causés par un troisième événement.

Les technologies, et les données qu'elles permettent d'accumuler et de traiter, font ainsi apparaître la notion de facteurs de risque[2]. Un facteur de risque n'est pas nécessairement une variable causale. Par nature, son statut impose une démonstration statistique effectuée à partir de constatations empiriques, sans mécanismes de causalité. Un facteur de risque désigne une variable individuelle associée

---

[1] Raffaella Campaner, « Causalité médicale et déterminants de la santé », dans B. Fantini et L. L. Lambrichs (Dir.), *Histoire de la pensée médicale contemporaine - Evolutions, découvertes, controverses*, Paris, Seuil, 2014, page 27.

[2] Elodie Giroux, *Epidémiologie des facteurs de risque : Genèse d'une nouvelle approche de la maladie*, Thèse soutenue le 8 décembre 2006à l'Université Paris I Panthéon-Sorbonne, Villeneuve d'Ascq, Diffusion ANRT.

à l'augmentation de probabilité de survenue d'une maladie spécifique. Alors qu'une cause est suffisante pour expliquer une maladie, un facteur de risque n'est qu'un caractère contributif qui rend la maladie plus probable mais pas pour autant réelle. Sa détermination repose d'ailleurs sur un paradoxe puisqu'il est établi à partir de la pathologie, ce qui revient à utiliser *a priori* un diagnostic rétrospectif.

Les facteurs de risque sont avant tout des objets statistiques. Leur nombre est potentiellement infini mais leur définition peut être ambigüe, comme on peut l'illustrer avec le facteur de risque « âge ». Il est régulièrement cité, mais est-ce un facteur de risque en lui-même ou n'est-ce que le révélateur d'autres facteurs de risque ? Par ailleurs, un facteur de risque n'est pas une maladie. Alors qu'une maladie se soigne ou peut éventuellement se soigner, un facteur de risque ne peut que s'éviter, s'éliminer, se supporter ou se négliger.

Que faire de cette notion statistique ? C'est sans doute subjectif et ça dépend beaucoup des chiffres. Entre avoir 30% de chances d'être malade ou avoir 65% de l'être, le ressenti risque d'être différent. De plus, avoir 65% d'être malade ne devrait pas être plus grave qu'avoir 35% de chances d'être en bonne santé puisque, mathématiquement les deux informations sont identiques. Par ailleurs, La recherche de facteurs de risque et de marqueurs de vulnérabilité se heurte à l'hétérogénéité des facteurs de risque et à l'écart qui existe entre une conception statistique et une conception clinique de la vulnérabilité. La vulnérabilité est une notion relationnelle et contextuelle qui dépend de la situation du sujet et de ses interactions avec l'environnement.

L'exigence d'action est au cœur de la connaissance médicale, même si la causalité est un thème majeur de la médecine, l'étiologie étant la recherche de la cause. Elle a pour finalité d'intervenir sur des cas pathogéniques et non sur les symptômes, tout en notant qu'il faut distinguer les mécanismes de la cause. De façon générale, comme le relève Emile Meyerson dans son ouvrage *Identité et réalité*[1], la science ne se contente pas de découvrir les phénomènes, mais tente d'exhiber leur cause. Ce qui est important, c'est l'analyse du chemin causal, l'identification des passages obligatoires permettant de définir des actions. Les sciences ont, en effet, la particularité d'envisager leur savoir comme un pouvoir-faire.

La conception selon laquelle l'événement naturel relève de lois mathématiquement quantifiables tend à isoler les rapports de cause à effet et permet, ce faisant, d'offrir à l'homme la possibilité d'agir et de contrôler précisément ses interventions. La médecine occidentale tire son statut de scientificité essentiellement de son articulation aux sciences biologiques. Pour la médecine, l'homme est alors un organisme pluricellulaire complexe et toute pathologie est un dysfonctionnement de cet organisme. Mais ce réductionnisme méthodologique en jeu dans la pratique médicale tend à négliger complètement la spécificité de l'humain. Or, selon Catherine Draperi, « le savoir acquis sur le corps organique vient s'inscrire dans une pratique qui s'exerce dans la relation à l'autre. L'autre n'est donc pas seulement objet de l'action mais aussi sujet ; il n'est pas seulement porteur d'une maladie, mais cet autre porteur d'une demande »[2].

---

[1] Emile Meyerson, *Identité et réalité*, Félix Alcan, 1908.

[2] Catherine Draperi, *La médecine réfléchie au miroir des sciences humaines*, Paris, Ellipses Editions, 2010, page 5.

La question de la nature des savoirs se pose dès l'instant où ils sont imparfaits. À nouveau, face à une connaissance imparfaite, on peut la considérer soit comme un risque soit comme une incertitude, ce qui conduit à se demander ce que cela signifie de remplacer les causalités par les corrélations. On peut ainsi relever que le problème de la causalité peut s'analyser sous différents angles :

- L'inférence, ou relation causale entre deux phénomènes, un phénomène X et un phénomène Y ;
- La prédiction qui revient à se demander « que va-t-il advenir ? » ;
- L'explication qui vise à comprendre un phénomène et, notamment, à s'interroger sur la question de savoir jusqu'à quelle mesure un phénomène peut être expliqué par des analyses statistiques ;
- Le contrôle qui cherche à savoir ce qui peut être fait face à un phénomène ou une maladie ;
- La modélisation qui vise à utiliser un raisonnement pour construire un modèle représentatif du phénomène.

Mécanismes et modélisations

En fait, l'attention se porte de plus en plus sur la complexité des réseaux d'interactions moléculaires et sur les facteurs épigénétiques associés notamment aux environnements auxquels est confronté un individu. La modélisation est la nouvelle forme de la connaissance scientifique. À la notion de modélisation est associée la nécessité d'expérimentation progressive, de séquences de prise de décision [décisions intermédiaires qui exigent une évaluation multi-critères (économique, éthique, …)], ce qui peut amener des compromis. Il y a par ailleurs eu une évolution : jusqu'à présent, les modèles décrivaient les données, la modélisation consistant à identifier des dépendances logiques entre les données ; désormais, les données écrivent les modèles et apprennent d'elles-mêmes, par auto-apprentissage par exemple. Enfin, la modélisation a la grande force de pouvoir être modifiée/améliorée en permanence. On peut parler de modélisation progressive, voire de modélisation en boucle, en allant des modèles aux données et vice versa.

« Le tout est plus que la somme des parties » est à interpréter dans ce contexte comme signifiant que le comportement du tout, s'il est causalement déterminé par celui de ses parties, n'en est pas néanmoins nécessairement explicable et prédictible sur la base d'une parfaite, voire complète connaissance du comportement des parties.

La modélisation et la simulation permettent de dépasser les approches épistémologiques trop théorie-centrées.

La simulation est le calcul informatique d'une réalisation particulière d'un modèle, tandis que le modèle est un ensemble d'hypothèses ayant pour but de décrire un phénomène cible, avec un niveau de généralité moins élevé qu'une théorie.

Elles présentent l'avantage de ne pas être mono-disciplinaires et de prendre en compte des données hors des champs disciplinaires[1]. Elles permettent de mettre en rapport des connaissances hétérogènes avec des données connues ou supposées et ainsi d'envisager de « découvrir de nouveaux phénomènes et non seulement de construire des hypothèses ou des théories en accord avec des

[1] Le réel est toujours plus riche que ce qu'en disent les diverses disciplines.

phénomènes déjà existants »[1] ainsi que le souhaitait le biogéochimiste russe et historien des sciences Vladimir Ivanovitch Vernadsky qui a inscrit toute sa réflexion dans une tension continue entre l'observable, le déjà là et l'inobservable. Ainsi qu'il a été relevé, la compréhension des phénomènes complexes, transdisciplinaires par nature, ne peut pas s'appuyer que sur une démarche théorico-centrée impliquant un centrage disciplinaire. Il ne faut pas avoir peur d'une « situation épistémologique dans laquelle nous devons pouvoir tenir compte de modèles multiples et dont les hypothèses parfois se contredisent »[2].

La question de la sous-détermination des modèles

Sans être un spécialiste du climat, on sait que le climat est une affaire complexe et fait intervenir de nombreux paramètres. Par ailleurs, tous les systèmes complexes (en particulier si on ne peut pas les expérimenter) ont cette propriété de présenter des modèles sous-déterminés par rapport aux observations. En d'autres termes, le problème n'est pas de réaliser un bon modèle ; le problème est qu'il existe trop de bons modèles capables d'expliquer les mêmes observations. Si l'intérêt des modèles est de suggérer de nouvelles expériences, encore faut-il qu'elles soient réalisables. Si les modèles sont bons du point de vue du modélisateur puisqu'ils expliquent des phénomènes connus, ils ne décrivent pas forcément la réalité et il est nécessaire de réaliser des expériences pour tenter de réduire leur sous-détermination.

---

[1] Léo Coutellec & Anne-Françoise Schmid, « Modélisation, simulation, expérience de pensée : la création d'un espace épistémologique – Regards à partir des œuvres de Vernadsky et de Poincaré », in *Modéliser & Simuler* sous la direction de F. Varenne, M. Silberstein, S. Dutreuil, P. Huneman, Tome 2, Paris, Editions Matériologiques, 2014, page 24.

[2] Ibid. page 41.

Pour comprendre des phénomènes il est essentiel de développer des interprétations à plusieurs niveaux, ce que peut faciliter l'exploitation de données en très grand nombre obtenues à des niveaux d'analyses différents, sans oublier – répétons le - que les modèles, les interprétations, les théories sont toujours contextualisés. On remarque que ces dernières décennies ont été marquantes dans le développement des savoirs en biologie, laissant présager une rupture épistémologique imminente du paradigme du «tout génétique » pour une vision plus complexe et flexible, sous le paradigme interactionniste.

Dans ce cadre, l'approche de la biologie systémique, comme celle proposée par Weston et Hood[1], les promoteurs de la médecine 4P, est une approche *hypothesis-driven* puisqu'elle s'appuie sur un modèle de fonctionnement des cellules intégrant différents niveaux dont les niveaux génomique, transcriptomique, protéomique, métabolomique.

Un modèle n'explique pas tout, il est généralement incomplet. Il faut accepter la question de l'incomplétude, la signification biologique des corrélations entre des variations génétiques et des traits phénotypiques étant loin d'être évidente. Partant de Bergson[2] qui distingue l'intelligence et l'intuition, l'activité de l'intelligence consiste à simplifier le réel pour ne retenir de lui que ce qui sert l'action sur les choses, tandis que l'intuition, délivrée des nécessités de l'action, est un rapport au réel qui cherche

---

[1] A. D. Weston & L. Hood, « Systems Biology, Proteomics and the Future of Health Care : Toward Predictive, Preventive and Personalised Medicine », *Journal of Proteome Research*, 3(2), 2004.

[2] Bergson, *l'évolution créatrice,* Paris, Quadrige/PUF, 2008.

à en saisir l'inépuisable richesse. On peut penser que la pratique médicale utilise les deux.

Pour synthétiser, on peut reprendre la proposition de Pierre Livet et ses collègues[1] qui retiennent trois domaines qui doivent s'articuler dans toute étude comportant des aspects humains et sociaux :

- Le domaine empirique concerne les informations qui proviennent des phénomènes observés. Dans ce domaine, on privilégie l'observation et la mesure, le repérage des régularités et des similitudes.
- Le domaine conceptuel cherche à identifier des facteurs pertinents pour expliquer les phénomènes du domaine empirique auxquels on s'intéresse.
- Le domaine du modèle correspond à une formalisation des théories formulées dans le domaine conceptuel et/ou des observations réalisées dans le domaine empirique.

La pratique médicale représente la combinaison particulièrement difficile à mettre en œuvre d'un savoir sur la maladie, de propriétés encore inconnues de la maladie et de l'individu malade dans ses dispositions, et de l'action du médecin. La médecine ne peut donc pas être simplement guidée par des données et par là par des techniques et des algorithmes. Elle l'est aussi par des savoirs.

---

[1] P. Livet et al., « Ontology, a mediator for Agent-Based Modeling in Social Science », *The Journal of Artificial Societies and Social Simulation*, 13(1), 2010.

En se référant à nouveau à Gilbert Simondon, il faut rappeler que penser l'individuation, c'est penser l'apparition de l'individu et de son « milieu associé »[1]. C'est dire l'importance des relations de l'individu au milieu, mais dire aussi que l'individu et son milieu ne sont pas donnés antérieurement à leur mise en relation. L'individu fait autant le milieu que le milieu fait l'individu : « ce qui est premier, c'est la relation »[2]. Dans son ouvrage *Du mode d'existence des objets techniques*[3], Gilbert Simondon distingue trois modes d'existence : l'élément, l'individu, l'ensemble. Le statut d'élément technique correspond au stade de l'outil ou de l'instrument. Le statut d'individu technique est le stade de la machine qui correspond à l'articulation finalisée de divers éléments. Au stade d'ensemble technique, la machine prend place dans un réseau d'individus techniques densément interreliés, dont les relations sont indispensables à la réalisation des tâches visées. Dans ce sens, les pratiques médicales mettent en œuvre un ensemble technique. On peut dire que cela illustre l'intégration de la technique dans la culture et de la technique médicale dans la culture médicale.

IV-3 Retour aux pathologies

Les deux familles de pathologies que nous avons retenues pour illustrer notre analyse - les cancers et les maladies neurodégénératives – cherchent à mettre en lumière de grandes différences quant au concept de médecine personnalisée. Avant cela, il est utile de rappeler des éléments importants concernant ces pathologies.

---

[1] Jean-Hugues Barthélémy, *Simondon*, Paris, Les Belles Lettres, 2014, page 31.

[2] Ibid, page 48.

[3] Gilbert Simondon, *Du mode d'existence des objets techniques*, Paris, Aubier 1989

Cancers

L'existence de cellules tumorales, et la disponibilité des séquenceurs de nouvelle génération, permettent l'analyse du génome tumoral. Cette analyse a introduit un déplacement important dans la pratique. La ou les mutations détectées dans les analyses génétiques des tumeurs doivent désormais permettre de décider de l'administration au patient d'un médicament spécifique. Cette mutation n'est alors plus un attribut familial, mais un attribut du génome tumoral. Il y a ainsi un changement de cible de l'analyse génétique, la mutation actionnable ne correspondant plus à la lésion moléculaire oncogénétique. Cela aboutit à une thérapie ciblée définie prélablement par la Haute Autorité de Santé[1] comme un traitement n'apportant de bénéfices que chez certains patients identifiés par un marqueur prédictif déterminé par un test compagnon.

Ce changement s'accompagne de contraintes temporelles nouvelles. Alors que la clinique du risque associé à l'oncogénétique est compatible avec des délais d'analyse de plusieurs mois, la décision thérapeutique relative à des personnes malades impose de disposer du résultat des tests beaucoup plus rapidement. D'où l'importance du recours aux technologies reposant sur les puces génomiques.

[1] HAS 2014, *Guide méthodologique : Test compagnon associé à une thérapie ciblée – Annexe scientifique.*

La stratégie du traitement peut reposer, par exemple, sur le concept d'addiction oncogénétique[1] qui consiste à considérer que l'essentiel de la croissance d'une tumeur est probablement sous la dépendance d'une ou de quelques mutations essentielles, les mutations *drivers*, par opposition à d'autres mutations, les mutations *passengers* qui n'ont pas de traduction fonctionnelle. Ainsi, à titre d'exemple, en ciblant une mutation *driver* qui inhibe une voie de signalisation permettant à la cellule tumorale d'échapper à l'apoptose, on espère rétablir la voie apoptotique.

En cancérologie se développe ainsi les « essais génomiques ». Ce terme désigne des essais visant à tester des thérapies ciblées dont les objectifs ne sont pas uniquement liés à la mise sur le marché de nouveaux médicaments, mais plus généralement à expérimenter les conditions de mise en œuvre de la médecine personnalisée. Le modèle implique une parfaite adéquation entre le marqueur prédictif et la thérapie ciblée utilisée qui peut prendre plusieurs voies :

- les anti-angiogéniques, ciblant les vaisseaux alimentant la tumeur,
- les inhibiteurs de tyrosine kinase, ciblant des protéines majeures du processus de multiplication et de mort cellulaire,
- les anticorps monoclonaux, dirigés contre des récepteurs oncogéniques placés à la surface des cellules tumorales.

On peut retenir qu'une telle thérapie ciblée présente un caractère populationnel, et n'est, en aucun cas, un traitement unique pour un patient unique, et qu'elle

---

[1] M. R. Stratton, P. J. Campbell, P. A. Futreal, "The cancer genome", Nature, 2009 ; 458(7239) : 719-24.

nécessite d'être associée à un marqueur prédictif, le test compagnon, dont l'objectif est double :

- être un biomarqueur modificateur d'effet du médicament administré,
- sélectionner les patients qui auront droit au traitement

THÉRAPIES CIBLÉES CONTRE LES CANCERS

→ **Caractère populationnel, pas un traitement unique pour un patient unique**

→ **Association à un marqueur prédictif (test compagnon)**

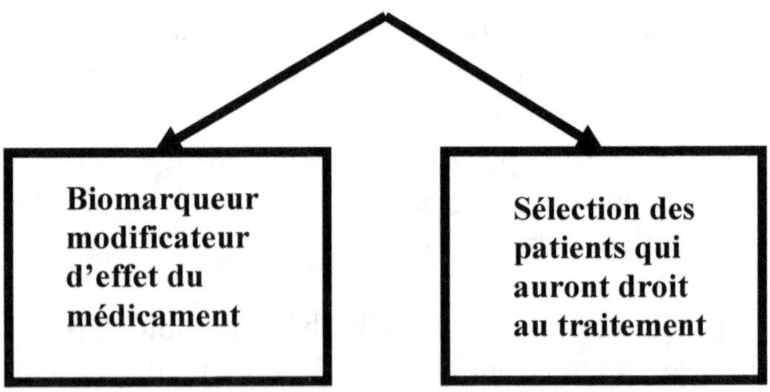

Maladie d'Alzheimer

Une maladie neuro-dégénérative comme la maladie d'Alzheimer est une maladie changeante et évolutive qui présente une temporalité très particulière puisque son apparition est insidieuse, sa phase asymptomatique longue, son évolution irrégulière et accompagnée de phases d'aggravation soudaine et brutale. Être atteint de la maladie d'Alzheimer ne signifie cependant pas disparition des sentiments, des réactions émotionnelles ou des grands traits de personnalité qui sont le propre du patient. Lui sont associés des biomarqueurs très divers comme des :

- biomarqueurs biologiques (baisse de la concentration de l'Abéta-42 ou augmentation de la concentration des protéines Tau),
- biomarqueurs visuels (IRM, PET-Scan),
- biomarqueurs génétiques (*APOE4*)
- biomarqueurs de nature neurophysiologique ou cognitive.

Chacun de ces biomarqueurs, pris isolément, ne signe rien en lui-même. Ainsi qu'il a été souligné, un biomarqueur est en fait un ensemble de biomarqueurs reliés par des modèles, une véritable signature de la pathologie, et on ne peut pas lui enlever une de ses caractéristiques sans modifier sa nature.

Une approche nouvelle peut consister à ne pas chercher la correction des symptômes mais à chercher à arrêter le processus pathologique. Si on privilégie l'hypothèse selon laquelle ce serait l'apparition des plaques amyloïdes dans le cerveau qui déclencherait l'embrasement et la propagation des lésions Tau, le traitement consistera à diminuer la charge amyloïde dans le cerveau des patients. Cependant, à un véritable traitement de la maladie d'Alzheimer qui passe par une action sur les lésions de la maladie, on peut associer des stratégies comme les mesures d'hygiène de vie associées à un contrôle des facteurs de risque vasculaire, une hygiène alimentaire inspirée du régime méditerranéen, une activité physique régulière et une vie sociale fondée sur l'interaction et les rencontres. Cet accompagnement et ces mesures, intégrées dans une approche globale, peuvent entraîner un ralentissement, voire une stabilisation des troubles pendant une période très appréciable.

Ouverture

Ainsi, la médecine ne se réduit pas à la seule guérison du patient, et la prise en charge à la seule prescription d'un médicament. La médecine, c'est aussi un accompagnement du patient tout au long de sa maladie pour lui permettre de vivre au mieux, même en l'absence de perspective de rémission. Face à la maladie d'Alzheimer, il faut éviter d'enfermer le malade dans un destin inexorable, mais plutôt le percevoir dans sa différence, même si elle est difficile d'accès, car elle peut être source d'expression de ses capacités. Dès l'instant où le malade ressent des émotions, des plaisirs, voire même des frustrations, il continue néanmoins à disposer d'une capacité d'autonomie, probablement dans un registre différent, mais qui lui est propre

Ces rappels permettent de mettre en avant deux points essentiels :

- En cancérologie, le biomarqueur permet une action par la mise en œuvre de thérapies ciblées. Le sujet est passif, il écoute la musique sur une chaîne hifi, l'acteur principal est le médecin et dans « médecine personnalisée », le mot important est « médecine ».

- Avec la maladie d'Alzheimer, le biomarqueur amène à souligner la responsabilité du sujet. Le sujet devient actif, c'est le principal acteur, il pratique un instrument de musique, et dans « médecine personnalisée », le mot important est « personnalisée ».

D'un côté on a une maladie que l'on cherche à soigner, de l'autre une maladie que l'on cherche à contrôler ou, à tout le moins, à retarder et à en maîtriser l'évolution.

IV-4 De la sollicitation à l'opportunité : dispositions et aptitudes

Si l'on suit Georges Canguilhem[1], la maladie n'est pas le résultat automatique d'un simple écart à des normes[2] biologiques que les progrès techniques permettraient de mettre en évidence de mieux en mieux, mais un nouvel état ressenti par le patient. Il n'y a ainsi pas de distinction franche entre normal et pathologique, pas de lien direct entre un facteur causal et une expression clinique. Par ailleurs, pour lui, c'est le vivant lui-même qui définit ses normes : « La vie est en fait une activité normative. [...] Au sens plein du mot, normatif est ce qui institue des normes »[3]. La maladie devient ainsi une question de normativité et non d'anormalité.

---

[1] Georges Canguilhem, *Le Normal et le pathologique*, Paris, PUF/Quadrige, 2011.

[2] Une norme est de l'ordre de la réglementation alors que la normativité dont parle Georges Canguilhem est de l'ordre de la régulation.

[3] Georges Canguilhem, *Le Normal et le pathologique*, Paris, PUF/Quadrige, 2011, page 77.

« S'il existe des normes biologiques, c'est parce que la vie, étant non seulement soumission au milieu mais institution de son milieu propre, pose par là même des valeurs non seulement dans le milieu, mais aussi dans l'organisme même. C'est ce que nous appelons la normativité biologique »[1].

Santé et maladie renvoient ainsi à des dynamiques normatives distinctes. Elles caractérisent des états qui permettent plus ou moins à l'individu de se définir « un milieu » au sein d'un environnement plus large, afin d'y vivre une vie viable, l'individu malade voyant ses normes vitales rétrécies. Ainsi, toujours selon Georges Canguilhem, il n'existe pas de normalité absolue, la normalité pour le vivant étant relative à l'environnement de celui-ci et n'ayant pas de signification en dehors de cette relation. La maladie et la santé, pensées comme des puissances d'invention de nouvelles normes de vie, permettent de considérer la possibilité de consolider des capacités de l'individu par l'établissement de ces nouvelles normes et de l'accompagner dans ce processus.

L'organisme est un tout, et la maladie affecte ce tout. Il ne peut donc y avoir de critères objectifs de la maladie. L'interaction permanente entre un organisme, les gènes qui le constituent et l'environnement qui l'entoure, fait que l'identité biologique, qui fait d'un être vivant un être unique, différent de tous les autres êtres vivants, ne peut se concevoir que dans un contexte.

La médecine anatomo-clinique permettait « un fondement enfin objectif, réel et indubitable d'une description des maladies »[2]. Elle était associée à un savoir

---

[1] Ibid., page 155.

[2] Michel Foucault, *Naissance de la clinique*, Paris, PUF, Quadrige,

sur l'individu et au concept de « dégénération »[1]. Avec la biomédecine, les formes de visibilité changent. Il n'y a pas qu'un changement d'échelle, de l'échelle tissulaire à l'échelle moléculaire, il y a une modification de la notion même de maladie en ce sens que la maladie devient détectable au niveau d'un déterminisme moléculaire, même si ce déterminisme est un déterminisme probabiliste, et peut même ne pas être encore apparue.

Tout savoir se situe dans un contexte, on ne peut donc pas l'ignorer. Les technologies et les *Big Data* associées sont au cœur de nos réflexions mais risquent de décontextualiser les pratiques médicales, alors que, selon Michel Foucault[2], il n'y a pas de vivant hors de son contexte. Il est donc important d'analyser dans quel contexte se posent les questions épistémologiques et donc d'analyser comment s'organisent les recherches.

Maintenance et normalité

Tout au long de la vie d'un individu, le métabolisme subit des évolutions, évolutions qui se traduisent par des dommages. Ces dommages peuvent entraîner à terme – l'importance que prennent les maladies chroniques le démontre amplement – des pathologies difficiles, voire impossibles actuellement, à soigner. Plutôt que de développer des thérapies de soins, en se focalisant sur les pathologies, ne faut-il pas mieux développer une stratégie de « maintenance ». Il s'agit de considérer le concept de fonction biologique, l'organisme vivant étant vu comme un ensemble intégré qui maintient son identité dans le temps

---

2012, page 182.

[1] Ibid., page 217.

[2] Michel Foucault, *Naissance de la clinique,* Paris, PUF/Quadrige, 2012.

par des régulations, des réparations et de la régénération de ses composants et parties[1].

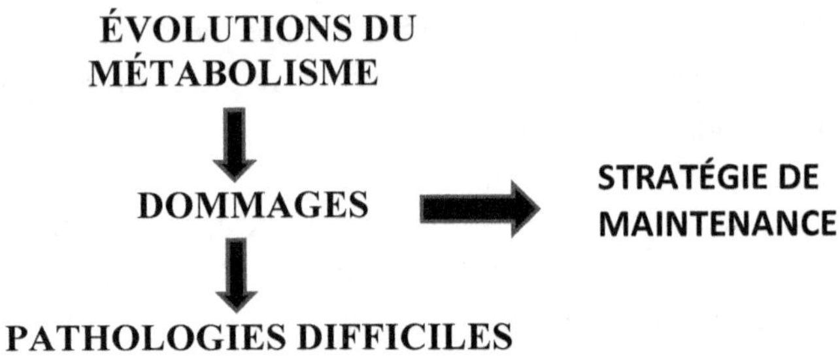

Parler de maintenance, c'est ouvrir des perspectives de prévention en proposant aux personnes à risque, détectées notamment par des diagnostics précoces alors qu'il n'y a pas encore de symptômes, des mesures médicamenteuses ou des règles hygiéno-diététiques susceptibles d'éviter, à tout le moins de retarder, l'arrivée de la maladie.

Pour reprendre la notion de normativité défendue par Georges Canguilhem[2], on pourrait considérer, par exemple, qu'un sujet atteint de la maladie d'Alzheimer, mais en phase asymptomatique, c'est-à-dire en phase silencieuse sans le moindre signe clinique, est un sujet qui a encore la possibilité d'une normativité, c'est-à-dire qui a encore la possibilité de changer de norme. C'est le sens que l'on pourrait donner à une stratégie de maintenance.

---

[1] Daniel J. Nicholson, « The concept of mechanism in biology », *Studies in History and Philosophy of Biological and Biomedical Sciences*, 43 (2012), pp : 152-163.

[2] Georges Canguilhem, *Le normal et le pathologique*, Paris, Quadrige, PUF, 11ème édition, 2011

Des symptômes à la maintenance

Si le biomarqueur peut aider à la définition d'un traitement contre le cancer, il participe à l'anticipation dans la pratique médicale dans d'autres pathologies comme celle illustrée par la maladie d'Alzheimer. Le biomarqueur invite chacun à se surveiller, à se penser en fonction de ses facteurs de risque.

La dimension temporelle de la médecine doit ainsi être prise en compte, notamment dans le cadre des maladies chroniques, ce qui amène à poser la question de l'anticipation. Cette anticipation peut être prédictive, en s'appuyant sur des probabilités pour construire des connaissances sur l'avenir, mais elle peut surtout être adaptative en cherchant à maximiser le potentiel évolutif des individus et des sociétés. Elle devient alors un outil de contrôle.

L'anticipation s'appuie sur des techniques et les données associées, et les *Big Data* en sont une, même si elles peuvent cacher le déploiement de la vie dans son imprévisibilité. Or le développement de la vie veut que rien ne soit sûr tout en considérant que si on a tous besoin de vivre au présent, on a aussi besoin d'anticiper selon trois points de vue :

- Anticipation créatrice : demain peut être fort différent d'aujourd'hui.
- Anticipation adaptative : on crée les conditions de l'imprévisible.
- Anticipation prédictive (renoncement) : on lâche sur certains points.

Cela revient à mélanger trois figures de l'anticipation[1] :

- L'anticipation comme prédiction, avec un aspect préemption (diagnostic/pronostic).
- L'anticipation comme projection (élaborer étape par étape un futur).
- L'anticipation comme adaptation (le futur est indéterminé, on fait confiance).

La prédiction et la projection sont indispensables, tandis que l''adaptation est insuffisante pour affronter le futur :

- La prédiction est plus du domaine médical. Basée sur les probabilités, elle annonce ce qui va se passer à partir des conditions du passé. Elle anéantit les capacités d'anticipation car prédire quelque chose à quelqu'un, c'est lui dire « les choses vont arriver ainsi ».
- La projection est plus du registre personnel. Elle se rapproche de l'utopie en imaginant ce qui ne peut pas être imaginé, en mettant l'accent sur le souhaitable.
- Quant à l'adaptation, elle nécessite un espace d'évolution de l'individu (voire de la société ou des institutions) qui permette la prise en main de ce qui se passera, pour faire face à l'imprévisible.

Dans le cas des pathologies cancéreuses on assimile la médecine personnalisée au concept d'actionnabilités mettant à profit la possibilité de détecter des cibles sur lesquelles agir en exploitant le génome des cellules

---

[1] Léo Coutellec, Alexia Jolivet, Sebastien J Moser, Paut-Loup Weil-Dubuc (Dir.), *Le futur de la santé, Pour une éthique de l'anticipation*, Paris, Editions de la Maison des sciences de l'homme, 2019.

tumorales. Dans le cas de la maladie d'Alzheimer, la médecine personnalisée invite plutôt à la maintenance, en s'appuyant sur les biomarqueurs permettant d'identifier ce sur quoi il faut agir pour maintenir le système biologique et l'organisme avant qu'ils n'évoluent irréversiblement vers la maladie.

.

On illustre ainsi que l'épistémologie des biomarqueurs et les technologies façonnent la manière de poser les problèmes, et notamment la place des sujets dans les parcours de soin.

	CANCERS	*MALADIED'ALZHEIMER*
Biomarqueurs	**CIBLES**	**TEMPORALITÉ** **ANTICIPATION**
Médecine Personnalisée	***'MÉDECINE'***	***'PERSONNALISÉE'***
Acteurs	**MÉDECINS**	**SUJETS**

Le cure et le care

Le concept de soin renvoie à deux significations en français : « soigner » et « prendre soin » ou « faire le soin » et « prendre soin ». Soigner ou faire le soin renvoie au soin technique ou *cure*. Il peut être défini comme le traitement de symptômes physiques d'une façon quantifiable, permettant de définir la guérison à partir d'indices objectifs. Il concerne le traitement de la maladie, tout ce qui est médicalement prescrit. Le « prendre soin » ou *care* consiste à être attentif à une personne en vue de tenter de lui venir en aide dans la situation de vie particulière qui est la sienne, à se soucier de l'autre. Le *care* intègre une activité relationnelle instantanée et une activité de veille attentive qui consiste à évaluer l'état des patients pour ajuster l'action en cours aux réactions du patient et pour anticiper la façon dont pourra s'effectuer la suite des opérations. Ainsi, le *care* sous-entend l'échange soignant/soigné et considère que les traitements ne peuvent pas être que techniques mais doivent tenir compte de la dignité de la personne.

On peut retenir, en première approche, la définition du *care* proposée par Berenice Fisher et Joan Tronto[1] : « Au niveau le plus général, nous suggérons que le *care* soit considéré comme une activité générique qui comprend tout ce que nous faisons pour maintenir, perpétuer et ramener notre « monde », de sorte que nous puissions y vivre aussi bien que possible. Ce monde comprend nos corps, nous-mêmes et notre environnement, tous éléments que nous cherchons à relier en un réseau complexe, en soutien à la vie ».

Le *care* est alors prise de conscience de ce qui importe, de ce qui compte pour nous ou, dit autrement, de ce dont nous nous soucions, de ce dont nous dépendons.

---

[1] Berenice Fisher et Joan C. Tronto 1990, « Toward a feminist theory of caring", in E. Abel et M. Nelson (dir.) *Circles of Care*, Suny Press, Albany, 1990, pp : 36-54.

C'est une pratique, une capacité singulière, qui peut avoir plusieurs composantes[1] :

- Une composante « se soucier de », ce qui implique de constater l'existence d'un besoin, puis d'évaluer la possibilité d'y apporter une réponse.
- Une composante « prendre en charge », ce qui implique d'assumer une certaine responsabilité par rapport à un besoin identifié et de déterminer la nature de la réponse à lui apporter.
- Une composante « prendre soin », ce qui implique un travail matériel.
- Une composante « recevoir le soin », ce qui implique qu'on soit acteur (capacité d'agir), mais aussi objet des actes des autres (passivité).

La première dimension du *care* est la personnalisation du soin. Comme son nom l'indique, cette personnalisation permet au patient de se sentir reconnu comme une personne à part entière et non comme un numéro ou une localisation.

Notre analyse est l'occasion de mettre en tension le « *cure* » et le « *care* », le *cure* visant le traitement médical, le *care* proposant des stratégies alternatives, y compris sous forme de soutien de la personne malade. Au soin médical (*cure*) qui vise à la guérison et qui est souvent partiel et dissociatif, prenant en compte élément par élément, et qui revient à soigner quelque chose, mais qui a une réelle dimension scientifique et technique, est associé un soin plus global et intégratif (*care*) qui présente une dimension relationnelle qui vise au bien-être de la personne en réponse à sa vulnérabilité. La complémentarité entre le *cure* et le *care* permet d'inverser le processus de compréhension de la

---

[1] Joan Tronto, *Un monde vulnérable. Pour une politique du care,* EditionsLa Découverte, Paris 2009, pages 147 à 150

maladie. Classiquement, on repère des symptômes, on découvre ensuite les lésions responsables et on recherche les processus explicatifs de la maladie. L'approche inverse consiste, non pas à partir des symptômes, mais à « maintenir » la personne pour éviter le processus déclenchant la maladie. Le *cure* renvoie à la dimension instrumentale de la profession médicale, centrée sur la tâche, alors que le *care* est lié à la dimension relationnelle de la rencontre médicale. Si le *cure* constitue la part visible et reconnue par l'organisation médicale, le *care*, à l'inverse, se développe avec l'expérience, et se construit le plus souvent au sein des collectifs de travail.

On peut aller plus loin en analysant les grandes étapes caractéristiques du processus du *care* :

- La première étape est l'attention, l'empathie ayant un rôle dans l'attention à l'autre, pour répondre au mieux à ses besoins.
- La deuxième étape est la responsabilité qui amène à répondre à l'appel de l'autre et à ne pas l'ignorer.
- La troisième étape est la compétence dont il faut faire preuve dans un contexte tant médical que relationnel.
- La dernière étape est la capacité de réponse. Elle nécessite de la réceptivité et de la compréhension du besoin. Cette compréhension suppose d'entendre non seulement le besoin exprimé, mais également ce qui est en jeu dans la demande de la personne.

Le *care* fait ainsi partie de la maintenance. C'est d'abord une prise de conscience de ce qui compte pour les personnes, c'est ce qui permet d'entretenir la vie en la nourrissant en énergie, ce que manifestent l'alimentation, l'hydratation, la luminosité par exemple. C'est ensuite un comportement qui ne s'oppose pas à la nécessité d'utiliser des traitements pour limiter la maladie. C'est enfin la possibilité d'analyser la vitesse de progression de la maladie, sans avoir à attendre l'apparition des premiers symptômes caractéristiques, en utilisant des marqueurs d'évolutivité du processus biologique, comme la mesure du ratio dans le liquide céphalo-rachidien de l'amyloïde et de la protéine Tau, ou des clichés d'imagerie cérébrale si l'on retient l'exemple de la maladie d'Alzheimer.

Pratiquement, le *cure* et le *care* sont deux approches complémentaires. Ce sont deux dimensions du soin, parfois considérées comme étant contradictoires, qui, prises isolément, ne suffisent pas à assurer l'efficacité des soins prodigués aux patients.

Si le *care*, centré sur la relation, tend à privilégier les valeurs (personnelles, sociales et culturelles), besoins et préférences des patients, il ne peut assurer le contrôle de la maladie et risque d'aboutir à des décisions contraires aux intérêts cliniques des patients. À l'inverse, si le *cure* assure l'efficacité clinique des traitements, il ne prend pas en compte les besoins et préférences des patients et ne considère pas les patients comme des partenaires potentiels. La médecine technico-scientifique (*cure*) se centre essentiellement sur la maladie, qu'il s'agisse de la prévenir ou de la traiter. Elle ne laisse, dans les faits, qu'une place relative à la singularité de la personne avec tout ce qui caractérise son être, son existence, ses aspirations, son devenir, voire sa souffrance ou sa détresse. En complément, il faut apporter une aide plus singulière et plus complexe, le prendre soin de la personne malade (*care*). Ceci ne signifie pas qu'il faille opposer connaissances et compétences technico-scientifiques à une démarche plus fondamentalement soignante mais bien chercher à relier l'une à l'autre, à la fois pour un plus grand respect de la personne et pour une plus grande efficacité. Avec le *care* les patients sont assurés de recevoir des soins qui respectent leur dignité humaine en cherchant à développer leur potentiel. Les soins prodigués en associant le *care* mènent à une prise en charge dynamique du patient par rapport à sa condition de santé. De fait, le *care* permet de mettre le patient en position d'acteur de soin.

La relation de confiance apparaît comme un déterminant essentiel au développement d'une relation de coopération. Elle est caractéristique du *care*, notamment du fait qu'elle repose sur des compétences relationnelles. De plus, elle contribue au *cure*, car elle permet de construire les bases d'une relation coopérative entre le soignant et le soigné, coopération qui permettra de renforcer la sécurité et l'efficacité des soins. Ainsi, le *care* permet d'atteindre le *cure*.

IV-4 Actionnabilités et capabilités

Si le biomarqueur peut aider à la définition d'un traitement contre le cancer, il participe aussi à l'anticipation dans la pratique médicale dans d'autres pathologies, comme celle illustrée par la maladie d'Alzheimer. En effet, le biomarqueur invite chacun à se surveiller, à se penser en fonction de ses facteurs de risque. Il cherche ainsi à maximiser le potentiel évolutif et adaptatif des individus et des sociétés.

Ceci conduit à introduire les notions d'actionnabilités et de capabilités.

Actionnabilités

Dans le domaine de la cancérologie, une évolution est apparue avec la notion d'actionnabilités (*actionabilities*) proposée par Nelson, Keating et Alberto Cambrosio[1]. Dans l'analyse qu'ils font des travaux en oncologie, il s'agit non plus d'identifier des facteurs de risque, c'est-à-dire de rechercher, dans le génome individuel de la personne, un ou plusieurs gènes dont des mutations sont statistiquement corrélées au risque de développer un cancer, mais d'identifier directement des cibles moléculaires sur lesquelles on pourra agir techniquement et ainsi définir des thérapies ciblées.

Au sein de chaque tumeur, le séquençage des cellules tumorales permet d'identifier, non pas la cause initiale du dérèglement cellulaire créant le cancer, mais la présence de mutations spécifiques qui peuvent en expliquer l'agressivité ou le risque de métastases. Cele permet de savoir quels peuvent être les leviers d'action, et ainsi de choisir le meilleur traitement, à savoir celui qui cible spécifiquement le processus altéré par ces mutations. Les progrès qui en résultent sont réels et encourageants, encore faut-il disposer des médicaments spécifiques pour bon nombre de tumeurs, ce qui n'est pas encore le cas. Par ailleurs, ces analyses montrent aussi une très grande hétérogénéité dans la majorité des tumeurs.

Cette approche développée pour lutter contre les cancers peut cependant être étendue aux stratégies de maintenance

---

[1] N. C. Nelson, P. Keating, A. Cambrosio, « On Being 'Actionable': Clinical Sequencing and the Emerging Contours of a Regime of Genomic Medicine in Oncology », *New Genetics and Society*, Vol. 32, Issue 4, 2013, pp : 405-428.

et de réparation : identifier ce sur quoi il faut agir pour maintenir le système biologique et l'organisme avant qu'ils n'évoluent irréversiblement vers la maladie. Il ne s'agit pas d'oublier que les stratégies de maintenance et de réparation se heurtent à la complexité du vivant caractérisée par un foisonnement de variables et une extraordinaire imbrication de causalités diverses sur lesquelles il est difficile d'agir de façon cohérente. Ainsi que nous l'avons déjà relevé, cette complexité se caractérise par une certaine incertitude amplifiée par l'hétérogénéité des situations et des populations et par la multi-causalité (génétiques, environnementales, individuelles, ...) des phénomènes.

Au concept d'actionnabilités, on peut associer le concept d'*affordance*, parfois traduit par « invite »[1]. *To afford*, en anglais, signifie à la fois fournir, procurer et être en mesure de faire quelque chose. Le mot *affordance* renvoie ainsi indissociablement aux propriétés de la technique, mais aussi aux capacités de la personne. Il désigne quelque chose qui renvoie à la fois à l'environnement, au sens large, et à la personne. Il implique la complémentarité de la personne et de l'environnement.

La notion d'*affordance* n'appartient ni à l'environnement ni à l'individu mais plutôt à la relation qu'a un individu de la perception de son environnement, et c'est cette relation qui crée un lien direct entre la perception et l'action. Ainsi, l'*affordance* n'est pas une propriété du milieu considéré indépendamment de l'individu, ni de l'individu considéré indépendamment de son environnement, mais de l'individu dans son environnement. Elle amène tout un chacun à faire des choix de vie en fonction de son profil moléculaire.

---

[1] James J. Gibson, *Approche écologique de la perception visuelle*, Paris, Editions Dehors, traduction d'Olivier Putois, 2014.

Capabilités

Le couplage *affordance / actionabilities* amène à faire une distinction entre dispositions et *abilities*[1], et donc à introduire l'approche des *capabilities* proposée par Amartya Sen[2].

Amartya Sen[3], Prix Nobel d'économie en 1998, est un économiste indien qui a mis en place le modèle des capabilités dans le milieu des politiques publiques. Au-delà d'un modèle économique, il renvoie à la conceptualisation de la liberté humaine. Si Sen[4] accorde beaucoup d'importance à la liberté, il ne s'agit pas que de la liberté formelle - c'est-à-dire avoir le droit de faire quelque chose -, mais de liberté réelle - c'est-à-dire avoir la possibilité concrète de réaliser cette chose. La notion de capabilités correspond à cette liberté réelle d'accomplir ce à quoi on attache de l'importance, de vivre le type de vie qu'on a des raisons de valoriser. Pour Sen, la liberté réelle existe ainsi lorsque chacun possède des capabilités lui permettant de faire des choix dans tous les aspects de sa vie. L'approche des capabilités s'inscrit donc dans une perspective de développement humain, son intérêt étant de remettre au premier plan les capacités d'action de chaque personne.

---

1 A. Chemero (2003), ''An outline of a theory of affordances", *Ecological Psychology*, 15(2), 181-195.

2 A. K. Sen (1999) *Development as Freedom*, Oxford University Press. Traduction française : *Un nouveau modèle économique*, Paris, Editions Odile Jacob, 2005.

3 Sen A. *Éthique et Économie*, Paris PUF, coll. « Philosophie morale » dirigée par Monique Canto-Sperber, 1993.

4 Amartya Sen, *L'idée de justice,* Paris, Flammarion, 2010.

Notons au préalable que si le mot de « capabilités » est très proche de celui de « capacités », il va toutefois plus loin car il ajoute une dimension de potentialité et d'opportunité. Paul Ricœur[1] va donc voir dans les travaux de l'économiste indien un prolongement à sa propre réflexion sur « l'homme capable ». Saluant le travail d'Amartya Sen, Ricœur écrit ainsi : « À l'opposé de la tradition utilitariste qui fonde cette évaluation sur les résultats accomplis, eux-mêmes réduits à l'utilité, c'est sur la liberté d'accomplir, prolongement de la liberté positive, que Sen fait reposer l'évaluation sociale ». Transposant donc les recherches de ce dernier du champ de l'économie à celui de la philosophie morale, Ricœur peut écrire : « On peut envisager la personne sous l'angle de son action, en reconnaissant et en respectant sa capacité de concevoir des buts, des engagements, des valeurs, etc. Mais on peut aussi voir en cette personne son bien-être qui exige également une certaine attention [...] C'est ici qu'intervient la liberté dont dispose l'individu, et avec la liberté, la question des droits qui transforment les libertés abstraites en opportunités réelles ».

Les capabilités se définissent comme un ensemble de vecteurs, de fondements, qui reflètent la liberté dont dispose la personne pour mener un type de vie ou un autre. Ce sont les différentes combinaisons de fonctionnements qu'une personne peut mettre en œuvre. Dans sa forme la plus simple, l'approche des capabilités définit ainsi le bien être comme «la capacité d'un individu à être et faire ce à quoi il aspire». Tout est centré sur la personne et sa liberté, les personnes différant dans leur capacité à utiliser les ressources dont elles disposent, en notant que ce qui importe, ce ne sont pas les ressources en elles-mêmes mais ce qu'elles font aux personnes.

---

[1] Ricœur P. *Parcours de la reconnaissance*, Paris, Édition Stock, 2004.

Les capabilités, c'est reconnaître la personne pour ce qu'elle est, en particulier sa vulnérabilité dont la meilleure expression est, selon Emmanuel Levinas, le visage. Face à cette vulnérabilité, ce qui permet de transformer une capacité en capabilité c'est l'existence d'un certain nombre de facteurs de conversion. Ils correspondent à l'ensemble des facteurs liés à l'individu et/ou au contexte dans lequel celui-ci évolue, facilitant ou entravant la capacité d'un individu à faire usage des ressources pour les « convertir » en réalisations concrètes. Ces facteurs de conversion transforment ainsi une capacité en capabilité et permettent à l'individu de faire le choix sur les aspects de sa vie.

À travers ces éléments, il est intéressant de mobiliser l'approche par les capabilités proposée par Amartya Sen pour analyser la manière dont les patients coopèrent, et comprendre les conditions qui permettent cette coopération. Cette approche permet de mettre en évidence les capabilités des patients et de détailler les facteurs de conversion qui rendent possibles le développement de ces capabilités. Si un sujet malade se trouve en situation de vulnérabilité, cela ne signifie pas qu'il est en incapacité. Cette vulnérabilité, au contraire, peut, quand elle fait l'objet d'un soin, redonner des capacités au sujet, c'est-à-dire lui donner les moyens de dépasser sa maladie. L'individu n'est plus placé dans une position d'extériorité par rapport au pouvoir médical. Il se situe plutôt dans un rapport de confiance dans sa capacité à s'adapter à son environnement, du moins tel qu'il le perçoit ou le ressent, ce qui revient à un élargissement des possibles. Le soin devient alors une forme d'aide qui vise à lutter contre cette précarité en redonnant des capacités ou des capabilités à une personne qui, à un moment donné de sa vie, provisoirement ou définitivement, en est plus ou moins privée. Les capacités de l'homme, aussi variées qu'elles puissent être, ne sont en effet jamais données d'emblée. Pour s'exprimer elles doivent être approuvées, autorisées, soutenues, aidées. Il s'agit alors de comprendre la dynamique constructive des capabilités des patients dans la coproduction d'un soin sûr et efficace. Les capabilités des patients renvoient à ce que ces derniers sont réellement en mesure de faire dans la coproduction d'un soin sûr et efficace.

L'approche des capabilités prend en compte à la fois ce qu'une personne est capable de faire, ses compétences et les possibilités qui lui sont offertes pour développer ses compétences, c'est à dire les opportunités. Il faut prendre en compte les opportunités réelles de l'individu. Il s'agit alors de caractériser le soin comme produit d'une coproduction entre professionnels et patients et de comprendre comment le patient identifie et convertit les ressources issues de l'environnement en capabilités. Le pouvoir d'agir est relié à la relation entre un sujet et son environnement, puisque la mise en œuvre d'une capacité ne dépend pas que de la disponibilité de cette capacité, mais aussi d'un ensemble de conditions, notamment des conditions organisationnelles, techniques, sociales, etc, Les capabilités d'un individu supposent un environnement favorable pour qu'elles puissent être exercées.

Avec les capabilités, on cherche à promouvoir non seulement la santé, mais aussi la capacité des personnes à assurer leur propre santé, à faire des choix de santé. La compétence de la personne malade est prise en compte au même titre que la compétence médicale. En complément des connaissances scientifiques, on met l'accent sur l'importance de tenir compte de la singularité des personnes, de leur vécu de la maladie, de l'hétérogénéité de leurs situations, de leurs attentes spécifiques et de leurs ressources propres. Dans le cas de la maladie d'Alzheimer, les personnes atteintes finissent par être totalement dépendantes, mais l'approche fondée sur les capabilités amène les aidants moins à pallier les déficiences cognitives et les pertes d'autonomie du malade qu'à préserver ce qui auparavant comptait pour lui.

Pour aller plus loin

La tension entre l'autonomisation du soin médical et le souci du sujet malade, ou potentiellement malade, est toujours présente. Mais il faut souligner la responsabilité du sujet. La comparaison, préalablement introduite, entre la pratique d'un instrument de musique et l'utilisation d'une chaîne hifi peut y aider. D'un côté, il y a un engagement actif, de l'autre un comportement passif.

Ajoutons que parler thérapie ciblée c'est envisager une action immédiate tandis que parler de maintenance quand on parle d'un sujet humain, ce n'est pas « corriger » de façon immédiate, mais plutôt mener des actions pour réaliser une série « d'oscillations auto-correctrices ». Une analogie peut être faite avec la suite de Fibonacci[1] qui montre que le quotient entre deux termes successifs de la suite converge bien vers une certaine valeur connue comme le nombre d'or, symbole de l'harmonie parfaite, mais qu'on n'atteint pas de façon immédiate ce nombre d'or.

[1] Les deux premiers termes de la suite de Fibonacci sont 0 et 1, et ensuite chaque terme successif est la somme des deux termes précédents, ce qui donne 0, 1, 2, 3, 5, 8, 13, 21, 34, 55, 89, 144, 233, ….Cette suite croît très vite et on montre que le rapport de deux nombres successifs de cette suite tend vers le nombre d'or $\varphi = (5^{1/2} + 1) /2$

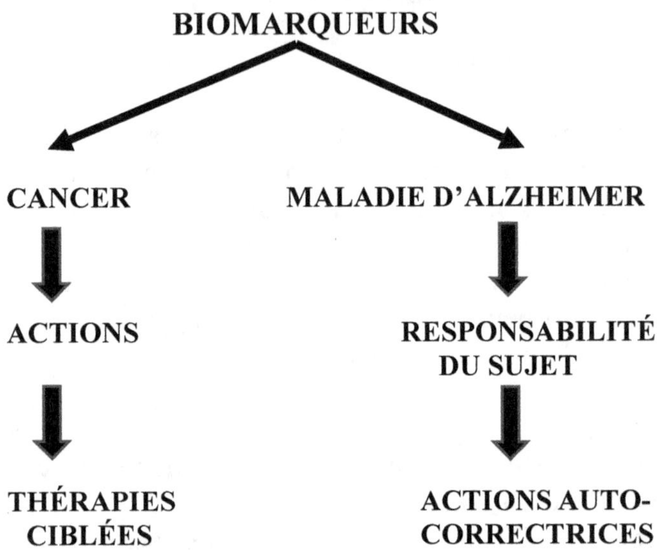

La médecine personnalisée devient un concept pluriel. Si elle est une promesse, il faut l'interroger comme telle et les différences entre des maladies comme les cancers d'une part ou les maladies neurodégénératives d'autre part, invitent à différencier le concepts d'actionnabilités présenté par Cambrioso et ses collègues et le concept de capabilités présentés par Amartya Sen[1].

[1] A. K. Sen (1999) *Development as Freedom*, Oxford University Press. Traduction française : *Un nouveau modèle économique*, Paris, Editions Odile Jacob, 2005.

LA MÉDECINE PERSONNALISÉE DEVIENT UNE PROMESSE

IL FAUT L'INTERROGER COMME TELLE

LE PATIENT DEVIENT RESPONSABLE DE SA PROPRE SANTÉ

Actionnabilités **Capabilités**

La maladie, quelle qu'elle soit, n'est pas que cellules, *data* ou autres données objectives. Elle est aussi associée à l'exposition à un environnement dont le sujet, par son mode de vie, ses valeurs ou même la simple perception qu'il a de sa maladie, fait partie.

Chapitre V

Liens entre épistémologie, éthique et enjeux économiques et sociaux

Nous avons privilégié une approche épistémologique qui vise à comprendre comment se constituent une connaissance et une pratique. Mais cela ne signifie pas que nous ignorons les autres questions, notamment les questions éthiques, économiques et sociales, et cela d'autant plus que des temporalités diverses sont concernées par interrogation des possibles à différentes échelles de temps.

Toute connaissance procède de la perception que nous avons du monde. Le processus de connaissance, par nature transdisciplinaire et multifactoriel, articule au moins deux genres si l'on suit Spinoza :

- La connaissance de premier genre exploite l'expérience et les signes. Elle se développe à travers des idées.
- La connaissance de deuxième genre procède de démonstrations et produit des vérités générales sur lesquelles tous puissent s'entendre.

Kant, de son côté, dans *la Critique de la raison pure*, s'interroge sur les possibilités de la connaissance et distingue :

- Les phénomènes, choses que l'on peut découvrir à travers notre sensibilité,

- Les noumènes, choses en soi, telles qu'elles sont en vérité, indépendamment de notre perception, qui demeurent inaccessibles à l'entendement humain.

Pour lui, seule la dimension phénoménale est accessible à la connaissance. La sensibilité, lieu d'interaction de l'humain avec son environnement physique, fournit les éléments de base pour la connaissance. Puis le sujet humain, au moyen de son entendement, va structurer les données de la sensibilité pour aboutir à la connaissance de l'objet phénoménal. Enfin, la raison parachève le travail de l'entendement en appliquant notamment des catégories abstraites telles que la quantité ou la causalité.

Plus précisément, dans le domaine médical, la connaissance porte sur l'humain qui est, de fait, trinitaire : 100 % individu, 100 % social, 100 % biologique, et ainsi particulièrement complexe. Cette complexité peut se traduire en modèles partiels et incomplets, comme nous l'avons dit, mais il faut se protéger de la position de considérer que tout ce qu'on ne comprend pas ne sert à rien[1] car un tel rejet empêche l'accumulation de connaissances.

Les questions éthiques, quant à elles, peuvent se poser à plusieurs niveaux :

- Pour certains, l'éthique est avant tout une démarche prescriptive : elle doit donner des repères, rappeler les valeurs et les principes fondamentaux, permettre de dénoncer les mauvaises pratiques, et produire des recommandations.

---

[1] On peut rappeler que les gènes qui ne codaient pas ont été appelés les gènes poubelles alors qu'ils ont une fonction importante dans la conformation et l'expression du génome.

- Pour d'autres, l'éthique est avant tout une démarche réflexive, interrogeant les valeurs qui doivent gouverner l'action, questionnant les principes qui commandent tant les choix individuels que les actions collectives.

Les questions éthiques sont ainsi souvent centrées sur le patient. Elles se fondent sur des principes généraux[1] tels que l'autonomie, la bienfaisance, la non-malfaisance et la justice ou l'équité, principes initialement développés pour faire en sorte que les médecins se comportent dignement vis-à-vis de leurs patients. Cela aboutit à une « pratique fondée sur les valeurs »[2] et invite à reformuler les valeurs auxquelles nous sommes attachés et à nous poser la question de nos priorités.

Mais l'éthique, en médecine, ne peut se réduire à l'application de principes. L'éthique a, à la fois, une composante normative, qui cherche à élaborer des normes morales universelles sur lesquels fonder les comportements, et une composante méthodologique, qui vise à élaborer des méthodes permettant de guider les choix en cas de conflits de valeurs. Les normes ont souvent été premières. Elles se sont déclinées à travers les principes déjà cités comme ceux d'autonomie, de non-malfaisance ou de bienfaisance, par exemple.

Si les principes généraux sont les matériaux de l'éthique, la discussion, qui favorise « l'acceptabilité sociale »[3] des

---

[1] Tom L. Beauchamp & James F. Childress, *Les principes de l'éthique médicale*, Paris, Les Belles Lettres, 2008.

[2] K. W. M. Fulford, « Facts/values : ten principles of value-bases medicine », i, J. Radden (Ed.) *Philosophy of Psychiatry : A Companion*, New York, Oxford University Press, 2004, 205-234.

[3] B. Bensaude-Vincent et V. Nurock, « Éthique des nano-technologies », i, E. Hirsch (éd.), Traité de bioéthique I. Fondements,

approches et technologies médicales, en est la condition première. La discussion éthique présuppose d'être capable non seulement d'identifier des tensions, mais d'en discuter ensemble. Paul Ricoeur[1] situe bien l'éthique dans une « tension » entre les différents acteurs. Cette tension s'exprime dans les trois pôles de l'agir : « ma liberté, ta liberté, la règle ». J'ai ma liberté, mais existe aussi la liberté de l'autre et, à un moment ou à un autre, il va falloir arriver à un consensus sur une règle. Le seul fait qu'un examen soit disponible et réalisable ne justifie ni sa prescription, ni sa réalisation. Aussi, Paul Ricoeur invite à maintenir en cohérence ce qu'il appelle :

- Le niveau prudentiel, niveau de la relation immédiate à la souffrance ;
- Le niveau déontologique, niveau des normes qui régissent la profession médicale ;
- Le niveau réflexif, niveau de l'éthique générale.

Par ailleurs, il peut aussi y avoir une tension entre une responsabilité éthique qui amène à répondre de manière individuelle à un malade dans sa singularité, et une responsabilité collective qui fait que cette réponse se fait au sein de structures particulières ou d'institutions.

L'éthique est aussi un questionnement. Ce questionnement porte d'abord sur les valeurs, les valeurs étant ce qui est mobilisé pour donner un sens aux actions. Il porte ensuite sur les finalités pour répondre à la question du pourquoi et du comment d'une action, les finalités précédant ainsi l'action. Le troisième questionnement porte sur les conséquences de l'action. Il est du registre de

---

principes, repères, Toulouse, Éres, 2010, p. 355-369.

[1] Paul Ricoeur, « Les trois niveaux du jugement médical », *Esprit* N° 12, 1996, p. 21-33.

l'anticipation. Pour analyser les enjeux éthiques accompagnant toute réflexion épistémologique, on peut ainsi raisonner dans un espace à trois dimensions[1]. La première représente les actions, la deuxième les situations et la troisième les intentions. L'intention peut être associée aux valeurs humaines et représenter une espèce d'idéal. On peut également définir un espace éthique constitué des dimensions suivantes :

- Une dimension axiologique, comprenant les valeurs
- Une dimension téléologique, décrivant les finalités
- Une dimension déontologique, expliquant les règles, les normes, les lois, les codes, les standards, les limites.

Le plan téléologique/axiologique est un plan organisationnel et technologique. Le plan téléologique/déontologique est un plan politique et stratégique. Le plan axiologique/déontologique est un plan éthique. Il n'y a pas de réponse unique. On pourrait aussi reprendre la proposition de Paul Ricoeur[2] qui considère que trois niveaux doivent être articulés :

- Le niveau individuel et de la relation entre un malade et un médecin dans une situation particulière du soin ;
- Le niveau des normes et des obligations déontologiques ;
- Le niveau téléologique qui renvoie aux choix d'une société et à ses idéaux.

---

[1] On pourrait aussi retenir un trièdre comportant trois axes, un axe « Fins/objectifs », un axe « Moyens », un axe « Réalisations ».

[2] Paul Ricoeur, « Les trois niveaux du jugement médical, » 1966, *Le juste 2*, Paris, Le Seuil, 2001, p.227-243.

Un plan informatif peut également être ajouté. Il est le résultat de la combinaison de deux dimensions :

- Une dimension statistique, informations qui alimentent les bases de données pour une étude.
- Une dimension épistémique, intégrant des représentations et modèles à partir des faits.

L'ensemble de ce plan permet de s'interroger sur les données susceptibles d'être intéressantes pour répondre à une question posée. La croissance spectaculaire des données disponibles soulève en effet le problème des modalités et de l'efficacité ou de la validité de la prise de décision médicale.

Au préalable, la question de la protection des données se pose. Si elle trouve d'ores et déjà des réponses techniques en matière de cryptage et de sécurité de l'information, cette question en cache une autre, plus fondamentale, plus vaste, c'est celle de savoir comment définir ce qu'est une donnée de santé. La production des données à l'occasion de prises en charge médicales impose que leurs utilisations soient compatibles avec le respect du secret médical et, plus généralement, du secret professionnel. Extraire l'information pertinente utile au médecin, et disponible dans un délai acceptable, est la première nécessité. Mais si la détermination des données actionnables est la première question à aborder, on ne peut pas ignorer le sort réservé aux données secondaires qui n'étaient pas directement recherchées mais qui accompagnent l'obtention des données actionnables.

Enfin, les enjeux économiques et sociaux ne prennent leur sens que dans un contexte socio-politique, les technologies n'étant pas neutres et la production des connaissances étant contextualisées et dépendante des pratiques. Il y a toujours un jeu entre le malade, le médecin et l'institution qui le prend en charge, si bien que la connaissance des situations est indispensable.

Pour résumer, la pratique médicale vit une époque charnière associée à trois grandes tendances :

- Une tendance scientifique avec le développement de toutes les *'-omics*, et notamment la généralisation de l'utilisation des données génétiques dans la pratique clinique.
- Une tendance sociologique, avec l'informatisation des dossiers médicaux, la multiplication des données personnelles et l'interopérabilité entre les systèmes.
- Une tendance économique avec une explosion des coûts de santé qui crée une pression toujours plus forte sur les prix et les conditions de remboursement.

De fait, les changements technologiques influencent non seulement les pratiques médicales, mais également l'organisation des systèmes de santé et les relations entre une personne/patient et les professionnels de santé. C'est particulièrement important dans le cas des maladies chroniques évolutives pour lesquelles la dimension temporelle de la médecine doit être prise en compte. En permettant des outils de suivi et de contrôle, la question de l'anticipation, déjà évoquée, prend des formes multiples, puisqu'elle peut notamment être prédictive ou adaptative, et suggère que le développement des technologies a un impact considérable sur la vie économique et sociale.

Sans doute faut-il mieux caractériser ce que veut dire anticiper et s'interroger sur le fait de savoir si anticiper c'est toujours surveiller. Dans une société démocratique l'autonomie de la personne[1] est une des premières valeurs et pourtant la société est une société de l'hyper-contrôle (la vidéosurveillance se développe partout, chaque individu apparaît en moyenne dans 400 fichiers). C'est un véritable paradoxe qui nécessite de trouver le type de partage entre ce qui est pertinent et ce qui atteint la vie personnelle de l'individu (sans oublier que, dès qu'il y a automatisation de la collecte des informations, il n'y a plus de consentement).

Prédire et surveiller, ce n'est pas la même chose, aussi il convient d'introduire une dimension temporelle dans la biomédecine. Mais, quoi qu'il en soit, le vivant acquiert une valeur d'échange en devenant *Big Data*, c'est-à-dire masse de données collectées par des technologies très haut débit, stockées dans des *Data Bases* et traitées par des algorithmes. De fait, les données ont une valeur financière qui s'ajoute à leur valeur scientifique, voire à leur valeur affective, mais aussi une valeur politique dès l'instant où elles sont utilisées pour légitimer des politiques ou des accords entre gouvernements ou institutions.

V-1 Les niveaux d'analyse, science et médecine

Il y a plusieurs niveaux d'analyse. Les réflexions, on peut les avoir de loin, en champ lointain, comme on le ferait avec une lunette astronomique. On en reste alors au niveau des grands principes. On peut aussi essayer de se confronter aux problèmes tels qu'ils se posent dans la réalité, de les analyser en champ proche en gardant l'image de l'optique, avec une technologie d'effet tunnel par exemple. La

[1] L'autonomie de la personne ne peut être appréhendée sans lien avec les valeurs promues pour le vivre ensemble.

résolution, au sens de l'optique, n'est évidemment pas la même, mais si le champ proche permet une résolution beaucoup plus précise, il s'applique sur tout ce qui est soumis à l'observation, créant ainsi un bruit qui vient perturber ce qu'on observe. « La technique d'observation », quand on est confronté à des questions difficiles, ce peut être le dialogue, mais ce dialogue doit être organisé. On retrouve ainsi la nécessité de considérer deux niveaux, celui de l'éthique universaliste avec ses grands principes et leur application dans un certain contexte d'une part, celui de l'éthique de la discussion d'autre part.

Par nature, un système complexe est un système dynamique comportant de multiples interactions et rétroactions, à l'intérieur desquelles se déroulent des processus très difficiles à prédire et à contrôler, que la conception classique était incapable d'envisager[1]. Les sciences apportent des explications, elles sont même de plus en plus nombreuses, mais elles contiennent toujours de l'inexplicable et suscitent alors de nouvelles interrogations. Ainsi que le relève Edgar Morin[2], « connaître ce n'est pas arriver à établir des vérités absolument certaines, c'est savoir qu'il y a de l'inconnaissable et de l'inconcevable, c'est dialoguer avec l'incertitude ».

Le médecin doit s'interroger sur le sens de son action, sur l'information qu'il donne et sur les enjeux de la prise de responsabilité individuelle des patients face à des choix qui peuvent avoir des résultats positifs sur leur santé. Mais il doit également induire des contraintes, voire quelques risques. Les maladies chroniques nécessitent une prise en

---

[1] Edgar Morin, « Complexité restreinte, complexité générale », *Colloque « Intelligence de la complexité : épistémologie et pragmatique »*, Cerisy-La-Salle, 26 juin 2005.

[2] Edgar Morin, *Mes philosophes*, Paris, Germina, 22011, page 44.

charge pendant plusieurs années et elles provoquent un retentissement généralement important sur la qualité de vie des personnes malades et sur leur environnement. Il faut tenir compte de la dynamique de la maladie, des temporalités qui caractérisent son évolution, sachant notamment que personne ne peut connaître avec certitude l'évolution d'une maladie. Si être atteint d'une maladie chronique, que ce soit un cancer ou une maladie neurodégénérative, c'est être affecté de telle ou telle manière, c'est cependant aussi exister, et cela conduit à considérer que la personne est toujours plus que ce qu'elle fait.

Tout acte médical doit se fonder sur une finalité claire et précise qui détermine les besoins moraux et sociaux du patient par rapport à sa situation et au contexte. La médecine devrait être (ou devenir) prédictive avant d'être curative, plus précisément elle devrait tout prévoir pour que la maladie n'ait plus la possibilité d'apparaître. Si l'on suit Canguilhem, « la logique du probable que la médecine doit prendre en compte est une science de l'espérance et du risque. Sous ce rapport, elle est authentiquement une science de la vie »[1]. Cela peut nous amener à envisager une éthique du risque assumé et du dépassement face à une éthique bien souvent fondée sur la peur comme celle de Hans Jonas. « *Dans le Principe de Responsabilité*, […] la responsabilité est d'emblée définie comme une relation : elle désigne la formation d'un lien entre deux êtres, l'un vulnérable, l'autre assez puissant pour agir en réponse à cette vulnérabilité »[2]. « La responsabilité […] fait entrer le

---

[1] Georges Canguilhem, *Etudes d'histoire et de philosophie des sciences concernant les vivants et la vie,* Paris, Vrin, 7è édition, 1994.

[2] Roland Schaer, *Répondre du Vivant*, Paris, Editions le Pommier, 2013, page 36.

futur dans la sphère de l'éthique, comme engagement, parole qui se donne pour le temps à venir »[1].

Avec l'introduction des facteurs de risque, la médecine risque d'outrepasser le concept de maladie asymptomatique, les facteurs probabilistes devenant progressivement des maladies à part entière, même s'il faut rappeler qu'il ne faut pas confondre risque et maladie. Cette remarque est au cœur de l'épistémologie médicale puisqu'elle sous-entend qu'une anomalie biologique sans symptôme clinique peut (voire doit) accéder au rang de maladie. A titre d'exemple, le cholestérol n'est pas une maladie en soi et ne désigne aucun symptôme précis. Il est pourtant traité comme tel, ce qui, d'une certaine façon, consiste à considérer que la maladie est la probabilité de souffrir d'une certaine maladie. D'une autre façon, un discours survalorisant le caractère prédictif des gènes pourrait conduire à une forme de discipline sur les corps et à une individualisation démesurée des risques. Mais les pratiques statistiques à l'ère des *Big Data* posent plutôt la question de savoir comment les informations fournies par ces données produisent un savoir, par voie inductive et statistique, qui aboutit plutôt à un régime de fiabilité qu'à un régime de vérité. Leur principal intérêt est de permettre à l'individu de savoir de quoi il est potentiellement capable, en calculant des possibles dans un contexte de grande incertitude. La personne « à risque » peut découvrir de nouvelles possibilités dans une telle situation, la signification de sa maladie potentielle lui appartenant[2]. Dit

---

[1] Ibid., page 38.

[2] On pourrait paraphraser Fritz Korn en disant : « Depuis que je suis potentiellement malade, je vais beaucoup mieux » dans Fritz Korn (1977) Mars. *Je suis jeune et riche et cultivé, et je suis malheureux, névrosé et seul*, trad. G. Lambrichts, Paris, Gallimard, 1979, « Folio » 2005 : 22.

autrement, si la statistique est un outil, pratiquement incontournable aujourd'hui, elle ne permet pas d'appréhender réellement la singularité de chaque personne ou patient.

On peut aussi s'interroger sur la question de dire la vérité au malade. C'est sans doute une nécessité, mais il ne faut pas oublier que l'incertitude dans laquelle évolue la médecine doit inviter à une certaine humilité, et il faut veiller à ce que cette vérité conforte le sujet dans sa quête de traitement et ne l'affaiblisse pas. Cette vérité ne doit pas faire obstacle au soin et ne doit pas dévaloriser la connaissance du patient au profit d'une expertise technique. Sans doute le plus souvent bonne à dire, la vérité doit cependant être révélée avec prudence et circonspection. Si une vulnérabilité fragilise un sujet, la façon de dire la vérité peut le rendre « capacitaire », c'est-à-dire lui permettre de créer une nouvelle façon d'agir, une nouvelle façon d'être présent. Ce peut être particulièrement intéressant dans le cas des maladies neuro-évolutives. Si l'on prend le cas de la maladie d'Alzheimer, la maladie amène à se poser la question de savoir s'il est éthique de proposer un traitement curatif, par immunothérapie par exemple, à quelqu'un pour une maladie dont on ne peut affirmer qu'il la développera bien un jour, alors que ces médicaments ont des effets secondaires dont certains ne sont pas négligeables, un œdème cérébral ou des petites hémorragies cérébrales par exemple. Il peut y avoir une discordance entre ce que l'on peut interpréter et ce que l'on peut changer en intervenant.

Tous les savoirs méritent-ils d'être connus et diffusés ? Est-ce que savoir c'est pouvoir agir comme le pense Benasayag[1] ou n'est-ce qu'un objet de responsabilité dans

---

[1] M. Benasayag, *Connaître et agir. Paysages et situations*, Paris, La Découverte, 2006.

un contexte d'absence de clarté causale ? Le fait que le malade dépende presque entièrement du savoir et des compétences de ceux qui le soignent crée inévitablement un déséquilibre, en quelque sorte compensé en France dans la loi du 4 mars 2002, dite « loi Kouchner » selon laquelle « une personne prend, avec le professionnel de santé [...], les décisions concernant sa santé. [...] Aucun acte médical ni aucun traitement ne peuvent être pratiqués sans le consentement libre et éclairé de la personne ». Dans cet esprit, la loi du 22 avril 2005, dite « loi Léonetti », révisée en 2016 pour autoriser la sédation profonde d'un patient jusqu'à son décès pour lui éviter de souffrir, permet à toute personne de rédiger ses volontés sur les conditions de limitation ou d'arrêt de traitement pour le cas où elle serait hors d'état de pouvoir s'exprimer. Pour une personne, il est probablement douloureux d'anticiper l'expression de sa volonté, mais, cependant, il faut anticiper l'incapacité à le faire. C'est le rôle de la « personne de confiance » qui choisira si la personne ne peut choisir.

Cela conduit à s'interroger sur la question de l'accompagnement. L'accompagnement suppose de partager une conception du réel avec la personne accompagnée. Tant que le sujet est autonome et responsable, c'est possible. Au-delà d'une certaine évolution de la maladie, l'accompagnant et l'accompagné vivent dans deux mondes incommensurables. Il faut alors que l'accompagnant se relie à ce qu'exprimait l'accompagné avant la perte totale de son autonomie, quand il pouvait encore opérer des choix et assumer la responsabilité. Cela nécessite d'accepter un certain flou car accompagner l'autre en tant que sujet revient à l'appréhender en tant que personne singulière dans un environnement sur lequel il n'a pas de prise. Il ne s'agit plus de l'aider à conscientiser ce qu'il fait – c'est trop tard – il faut re-anticiper le sens qu'il aurait donné à son action. Le doute est ainsi permanent, non pas au sens du doute radical de Descartes, mais au sens du doute nécessaire pour accueillir le mystère et l'incompréhensible.

V-2 La question des techniques et des données

Les changements technologiques influencent les pratiques médicales, les professions impliquées, l'organisation des systèmes de santé. Ils amènent les « frontières » à être floues. Par ailleurs, on ne peut pas oublier que la construction du savoir est orientée par les modalités de financement. Aussi les réflexions touchant à la médecine, aux technologies, aux *Big Data* amènent à s'interroger sur la façon dont les savoirs appréhendent leur objet de connaissance. L'utilisation de l'imagerie, notamment de l'imagerie cérébrale, pour prédire le développement d'une maladie, alors même qu'il ne s'agit que de probabilités, soulève ainsi de nombreuses questions éthiques, et plus encore s'il n'y a pas de possibilité de traitement. Les biomarqueurs, d'un autre côté, s'ils apportent des connaissances, posent aussi des questions éthiques, comme, par exemple, le degré de confiance qui peut être accordé à ces connaissances. Il ne s'agit pas d'aborder les biomarqueurs uniquement sous le regard de l'utilisation des nouvelles techniques biomédicales mais de considérer que, par les techniques, on retrouve des enjeux essentiels de la pratique médicale dans la mesure où l'arrivée de ces techniques est de nature à transformer et à reconfigurer en profondeur les pratiques de recherche et la clinique. Plus généralement, les questions, qu'elles soient épistémologiques, éthiques ou socio-politiques ne peuvent pas être bien posées si l'on fait abstraction, des pratiques d'une part, du rôle des institutions d'autre part. Ce n'est pas l'émergence des données en très grand nombre, ni les méthodes utilisées pour les obtenir, qui sont à l'origine des connaissances, mais plutôt la façon dont les données sont traitées et diffusées dans un contexte politique et économique, c'est-à-dire pour rappeler la terminologie de Sabina Leonelli, la façon dont les données « voyagent »[1]. Ajoutons que le médecin ne peut pas être qu'un référent et le patient qu'un fournisseur de signaux et que le soin ne peut se faire au détriment de l'échange humain, essentiel quel que soit le contexte.

La prise en considération de données massives, les *Big Data*, par le biais des algorithmes, transforme la pratique clinique. Si l'usage des techniques, qu'elles soient génomiques, informatiques, voire administratives, va de soi aujourd'hui, il ne faut pas oublier que leur choix est une manière d'appréhender une situation et a un impact direct sur la façon de maintenir, ou pas, la dimension personnalisante du soin. Ces choix peuvent entrer en conflit avec l'idée qu'on se fait du soin, tant ils résultent souvent de critères, tels que l'efficacité ou la vitesse, qui s'en éloignent.

De fait, lorsqu'on fait de la médecine de précision ou de la médecine statistique, on s'adresse à tout autre chose que la personne traitée. Il faut faire l'effort de réintroduire la personne, une question restant des plus saillantes, celle de l'autonomie du malade. Est-elle l'indépendance absolue ou est-elle cette capacité inaliénable en l'homme d'agir selon sa raison, du moins telle qu'il la perçoit selon son état, capacité qu'aucune circonstance, pas même la maladie, ne peut supprimer ? En fait, l'autonomie d'une personne en situation de grande vulnérabilité pose sans doute plus la question de sa vulnérabilité que celle de son autonomie. Il

[1] Sabina Leonelli, *Data-Centric Biology, a philosophical study*, Chicago, MI, The University of Chicago press, 2016

faut probablement distinguer les notions de vulnérabilité et de dignité, deux points forts sur lesquels s'appliquent l'éthique et la sociologie médicales. Ainsi qu'il a déjà été souligné, l'individu ne peut pas être pensé abstraitement comme un être rationnel et autonome, ainsi que le considère John Rawls dans *La Théorie de la justice*[1], mais plutôt comme une personne ayant des capabilités, comme le suggère Amartya Sen.

En considérant les technologies, l'éthique a affaire à des actes et des actions qui accompagnent un savoir incomplet auquel on associe un savoir prévisionnel. On peut envisager plusieurs niveaux :

- La morale, prise de conscience du bien et du mal, qui représente un ensemble d'obligations qui s'imposent de façon catégorique.
- L'éthique qui ajuste la morale en prenant compte du contexte.
- La déontologie qui codifie les principes éthiques en constituant un système d'obligations morales et impératives applicables à un secteur spécifique comme l'activité médicale.
- Le droit qui définit des règles générales et contraignantes pour l'ensemble d'une population.

Mais, il faut veiller à la pluralité des savoirs et ne pas dévaloriser ceux de la personne malade. À ce sujet, on peut noter que les choix procéduraux privilégient en premier ce qui est mesurable, donnant plus de poids aux nombres et à leur traduction en données qu'aux mots, comme si la culture de l'information avait pris la place de la culture de la

[1] John Rawls, *La justice comme équité, Une reformulation de Théorie de la justice*, Traduction française, Paris, Editions la Découverte, 2008.Paris,

narration. La prise en compte de la composante narrative, et par là subjective, de la maladie est nécessaire. On oublie trop souvent que le soin doit se penser en termes de relations personnelles et que l'exactitude et l'efficacité ne doivent pas s'imposer face à une attention ou une sollicitude. Les nouvelles technologies, et le rôle premier qu'on leur attribue, reflètent le refus de l'incertitude, l'acceptation de plus en plus difficile du risque et l'impossibilité supposée de toute surprise.

La mise en œuvre des techniques dans la pratique médicale amène ainsi à faire face à plusieurs problématiques qui ont une composante éthique mais qu'on ne peut pas séparer des approches techniques. Relevons en cinq :

- Une des premières problématiques concernant la médecine, notamment la médecine prédictive ou la médecine anticipative, est la compréhension et la perception par les individus de la question du risque. La difficulté repose sur la distance entre risque et certitude, d'autant que les corrélations se situent dans le domaine des probabilités.
- La deuxième problématique concerne la validité du consentement et de l'information reçue. La liberté de réaliser un test comme un test génétique implique une compréhension de ce qu'il représente, de ce qu'il permet de réaliser par la suite.
- La troisième problématique concerne les différents acteurs impliqués par ces tests. En particulier, au sein du modèle traditionnel de la relation médecin-patient, basée sur le colloque singulier et le respect du secret médical, les pratiques de tests génétiques introduisent une série d'acteurs supplémentaires potentiellement intéressés par les informations ainsi

produites. C'est notamment le cas des membres de la famille du patient, lorsque les données concernent une maladie génétique héréditaire ou une prédisposition génétique familiale pour une maladie déterminée.

- La quatrième problématique soulevée par les évolutions des pratiques médicales pour prédire ou anticiper une maladie concerne la limite de plus en plus ténue qui existe entre soin et recherche.
- La cinquième problématique concerne la responsabilisation excessive que cette nouvelle médecine doit éviter de mettre en place. En effet, cette médecine se fonde en partie sur un pari sur les progrès de la science. Si, aujourd'hui il est possible de surveiller, voire d'anticiper, il est rarement possible de guérir, si bien que cette médecine se base beaucoup sur l'espoir que demain un traitement existera.

La pression technologique et numérique tend à réduire un sujet à des données, à privilégier le quantitatif sur le qualitatif, mais la donnée n'est pas significative en soi. Elle est composée par les faits, les observations, les éléments bruts, et a peu de signification si elle n'est pas traitée. Une information, au contraire, se caractérise plus par son sens, sa compréhension aboutissant à la connaissance. A l'image du génotype sur le phénotype, la donnée constitue le support de base de l'information. Sa nature est à la fois brute et pure. La donnée représente en quelque sorte l'ADN de l'information, tandis que l'information correspond au phénotype.

Reprenant l'équation

Génome*Exposome = Phénome

on pourrait écrire

Donnée*Environnement = Information

signifiant que l'information nécessite une communication ou, pour le dire autrement, que, si la donnée est une valeur pure, elle s'exprime dans un environnement en perpétuelle mutation ou mouvance. La diffusion d'information implique des éléments épistémologiques comme l'objectivité, l'indépendance, la fiabilité, l'exactitude et les sources qui génèrent l'information. La connaissance de l'environnement du patient est tout aussi importante que les symptômes dont il peut faire état, la compréhension du contexte dans lequel les situations surgissent est essentielle. Aussi faut-il faire attention aux détails dans les situations concrètes vécues et, ainsi, coller au mieux aux particularités, tant des situations que des personnes.

Ajoutons, ou plutôt rappelons, qu'il n'y a pas que ce qui se mesure qui existe. Le respect de la personne, une écoute, un sourire, etc… ça ne se mesure pas. Les considérations éthiques permettent de prendre en considération les tensions qui peuvent exister entre des valeurs de soin que sont la patience, la confiance, l'incomparable par exemple, et les valeurs sous-tendues par les données que sont l'efficacité, la vitesse ou la fiabilité.

À côté des compétences scientifiques et techniques, les soignants doivent savoir interpréter les besoins spécifiques des patients. Le *cure*, souci de guérir, ne doit pas faire oublier le *care*, réponse personnalisée due aux patients, ce qui suppose toujours de considérer le patient comme une personne unique avec son histoire certes, mais aussi avec sa manière particulière de ressentir la maladie. En pouvant maîtriser le début et la fin de vie, comme le permettent les techniques actuelles, l'homme assure une maîtrise sur sa propre condition. Ce qui est vécu est dorénavant le produit de l'activité humaine. Comme le dit Michel Serres, « nous devenons causes opérationnelles de notre vie »[1], nous avons la capacité à initier du nouveau, à jouer avec le possible, ou, en se référant à Emmanuel Lévinas, à penser le soin comme la possibilité d'une impossibilité.

V-3 La question des essais cliniques

La recherche translationnelle et l'essai clinique de « phase 0 », tels qu'ils se mettent en place, en cancérologie notamment, posent des questions nouvelles, en particulier des questions de justice et d'éthique. Avec les essais cliniques précoces en cancérologie, on cherche à accélérer le processus d'innovation. Le malade devient un acteur, *a priori* éclairé, de sa prise en charge, notamment de sa prise de risque en acceptant de participer à ces essais. Mais cela doit s'accompagner de transparence, d'information, de respect de l'autonomie des personnes, de la possibilité de décision partagée. Soulignons, en effet, que plus on a d'information, plus on a d'incertitude, ce qui rend la relation médecin-patient encore plus importante. Par ailleurs, dans les expérimentations et essais cliniques, le consentement libre et éclairé est une notion centrale. Cependant, il faut s'interroger sur les situations où le sujet perd sa capacité à s'autodéterminer car, même dans ces situations, il reste humain avec sa dignité humaine.

Cette évolution a des conséquences épistémologiques et éthiques. Dans la pratique biomédicale classique, on distingue recherche et soin, la recherche visant à l'obtention d'une connaissance fondée sur des preuves. Avec les essais

---

[1] Michel Serres, *Hominescence*, Paris, Le Pommier, 2001, page 49.

randomisés classiques on cherche à réduire progressivement l'incertitude, à tout le moins à la maîtriser au maximum, ce qui permet à la médecine de progresser dans de nouvelles thérapeutiques. De leur côté, la recherche translationnelle ou les essais de « phase 0 » produisent de l'incertitude pour créer de l'innovation en adoptant une logique d'expérimentation plutôt qu'une logique d'évaluation, mais donnent un accès précoce, certes risqué, à ces innovations thérapeutiques. S'il ne faut pas se priver des expériences, même si elles s'opposent à des certitudes, les expériences n'ont cependant de sens que si on considère les conséquences d'une action, que si les conséquences sont rapportées à l'action qui en est à l'origine. Cela explique que les thérapies ciblées ne sont qu'exceptionnellement des traitements de première intention et soient plutôt utilisées pour des patients en situation d'échec thérapeutique. Par ailleurs, en tentant, dans des essais précoces, des médicaments potentiellement inefficaces et dangereux sur des patients, les médecins contreviennent, de fait, au principe de non-malfaisance du serment d'Hippocrate.

Il faut une mobilisation individuelle des patients eux-mêmes. Les progrès scientifiques ne sont possibles que si les patients acceptent d'en être les acteurs et de participer aux recherches. Lorsqu'il s'agit d'un cancer, dès l'annonce du médecin, la première question du patient concerne le traitement et sa participation à un protocole thérapeutique. Il ne peut être question de laisser les choses progresser sans se battre. Il faut qu'il en soit de même après l'annonce du diagnostic d'Alzheimer.

V-4 La question des valeurs

En médecine, les valeurs incluent l'éthique mais ne s'y réduisent pas[1] car aux principes éthiques, il faut ajouter des besoins, des préférences, voire des espoirs, sans oublier les valeurs culturelles ou encore les valeurs prudentielles. Il faut aussi prendre en compte les valeurs des soignants et les valeurs des soignés.

Les valeurs sociales sont multiples, on peut parler de « bien-être », de « qualité de vie », de « compassion », de « responsabilité envers l'autre », de « précaution », etc., ce qui peut instaurer de nombreuses confusions. Mais, il en ressort généralement quatre principes déjà évoqués :

- Le principe d'autonomie qui exprime que le patient participe au processus décisionnel. Cela fait l'hypothèse que le patient est capable de compréhension et de raisonnement préalablement à toute décision.
- Le principe de bienfaisance qui exprime que l'action entreprise doit être bénéfique et utile.
- Le principe de non-malfaisance, que l'on retrouve dans le serment d'Hippocrate sous la forme « *primum non nocere* »[2], et qui exprime la volonté d'épargner au patient des souffrances ou des préjudices qui n'auraient pas de sens pour lui. Cela conduit à analyser les questions de proportionnalité, de précaution et d'incertitude
- Le principe de justice qui exprime que toutes les ressources disponibles, que ce soit en temps, en argent, en énergie, doivent être partagées entre tous

---

[1] G. H. Von Wright, *The Varieties of Goodness*, Londres, Routledge & Kegan Paul, 1963.

[2] « D'abord ne pas nuire »

les patients. C'est l'expression de la solidarité entre tous.

Avec ces principes, on peut bien considérer que la personne est au centre des actions et des soins puisqu'on en fait un acteur actif et non passif et qu'on mobilise toutes les ressources, y compris les siennes. Mais l'éthique en médecine, nous l'avons déjà souligné, ne se réduit pas à l'application de principes comme ceux énumérés par Beauchamp et Childress[1], ne serait-ce que parce qu'il faut revisiter la notion d'autonomie dans un contexte clinique où la maladie compromet la capacité d'auto-détermination de la personne. Face à une situation complexe, et quel que soit le niveau d'analyse (soignants ou soignés), il y a souvent des tensions entre les différents principes, ce qui conduit à pondérer les principes en fonction des circonstances propres à chaque cas singulier. Ainsi, si l'autonomie est aujourd'hui une valeur forte, elle ne doit pas aller jusqu'à l'isolement de la personne qui signifierait qu'elle se trouverait dans l'impossibilité de s'en remettre à d'autres.

La question de l'autonomie, le plus souvent considérée comme première, amène à se demander si, pour un malade, elle n'aboutit pas à une perte de tout repère. On doit se demander comment respecter l'autonomie des personnes dont l'autonomie parait fragilisée par la maladie, notamment dans le cas des maladies neuro-évolutives comme la maladie d'Alzheimer. Sous le coup de cette maladie, le patient devient étranger à lui-même et on peut se demander si c'est bien encore la même personne. Face à une autonomie qui semble réduite, les troubles cognitifs étant susceptibles d'altérer le discernement et le jugement,

[1] T. L. Beauchamp et J. F. Childress, Les principes de l'éthique biomédicale, Paris, Les Belles Lettres, 2008.

faut-il protéger la personne ou prendre au sérieux ses refus ou ses préférences ?

Trois approches peuvent aider à répondre :

- La première est celle qui consiste à évaluer les capacités décisionnelles de la personne. C'est celle de Paul Appelbaum[1] qui met en avant la nécessité d'évaluer la capacité d'un patient à prendre une décision, non de façon absolue, mais dans un contexte particulier, et qui accorde à toute personne une présomption de compétence[2].
- La deuxième revient à considérer que l'autonomie ce n'est pas simplement être capable de prendre des décisions, c'est surtout de pouvoir agir en fonction de son caractère et de ses intérêts. C'est la position de Ronald Dworkin[3] qui met en avant les intérêts critiques d'une personne. Contrairement à des intérêts immédiats qui conduisent une personne à rechercher une satisfaction, les intérêts critiques sont déterminés par des choix de vie. Ils restent valables même lorsque la personne est devenue incompétente, il faut alors simplement se référer aux préférences qu'elle a exprimées lorsqu'elle était encore compétente. Dans ce cadre, on retrouve l'importance des directives anticipées.

---

[1] T. Grisso et P. S. Appelbaum, *MacArthur Competency Assessment Tool for Tratment (MacCAT-T)*, Saratosa, Professional Resource Press, 1998.

[2] La compétence peut être établie en se posant quatre questions : 1) la personne comprend-elle qu'elle est face à un choix ? ; 2) la personne apprécie-t-elle sa situation ? ; 3) la personne peut-elle avoir une idée des conséquences prévisibles de sa décision ? ; 4) la personne exprime-t-elle un choix stable et cohérent dans le temps ?

[3] R. Dworkin, « Autonomy and the Demented Self', *Milbank Quaterly*, vol. 64, suppl. 2, 1986, p. 4-16.

- La troisième approche est celle d'Anieszka Jaworska[1] pour qui il suffit d'avoir des valeurs, et pas simplement de simples désirs, pour être en capacité d'autonomie. Ces valeurs peuvent être très diverses et se traduisent par une capacité à valoriser des choses. La difficulté est de traduire ces valeurs dans la réalité, dans les actes. Pour cela, la personne peut avoir besoin que des tiers l'aident.

Ces trois approches apparaissent complémentaires. Dans le cas de maladies neuro-évolutives, et selon la phase d'évolution de la maladie, une approche sera plus pertinente que les autres. Au début de la maladie, la personne est capable de prendre une décision raisonnée (Appelbaum). Au fur et à mesure de son développement, elle peut rester capable de valoriser des choses, ce que des tiers peuvent concrétiser (Jaworska). On peut alors considérer que la capacité d'autonomie est préservée bien après que la capacité décisionnelle soit disparue. Plus loin dans l'évolution de la maladie, aucune valeur ne permet d'éclairer une décision, on fait alors appel aux préférences antérieures (Dworkin). On pourrait synthétiser en disant que prendre soin de quelqu'un, c'est l'amener vers son autonomie. Il est important de considérer qu'un patient qui souffre de la maladie d'Alzheimer, du moins pas encore au stade terminal, a toujours des valeurs, c'est-à-dire des activités qui sont importantes pour lui-même, même s'il a du mal à traduire ses valeurs dans des actes. On peut alors admettre que l'autonomie est conservée, même si elle a besoin d'être guidée, voire parfois d'être complètement déléguée. Si le respect de l'autonomie individuelle permet de lutter contre toute forme de discrimination et

---

[1] A. Jaworska, « Respecting the Margins of Agency: Alzheimer's Patients and the Capacity to Value", *Philosophy and Public Affairs*, vol. 28, n° 2, 1999, p. 105-138.

d'exploitation des personnes les plus vulnérables, faut-il pour autant identifier autonomie et indépendance ?

Vulnérabilité

Si l'autonomie reste souvent centrale, elle ne peut pas être pensée uniquement comme autosuffisance car l'autonomie des individus repose sur des liens de relation et de solidarité. L'éthique ne peut occulter la question de la vulnérabilité et doit interroger la place de l'autonomie de la personne dans un contexte de vulnérabilité. Cette vulnérabilité relève d'une diminution de la puissance d'agir et de la difficulté à se raconter, tout en posant la question de la capacité d'une personne vulnérable à être responsable. Être vulnérable, c'est être faible ou fragile, mais cette fragilité invite à faire des choix et à exprimer ce qui détermine la personne, sans obligatoirement se résigner ou s'opposer. Il s'agit de développer des stratégies et des capacités pour rester vivant, et donc d'élargir, à tout instant et à tout le moins, l'horizon des possibles. Cela nécessite de l'écoute, ce qui suppose d'aider le malade à se raconter, et de l'attention, ne serait-ce que pour comprendre la voie narrative suivie par un malade dans son propre monde intérieur.

Dans le cas d'une maladie neuro-évolutive comme la maladie d'Alzheimer, il s'agit, par la narration et le dialogue, d'essayer de restaurer un peu l'autonomie que le malade a perdue, en l'aidant à continuer à percevoir son corps. Tant qu'il a conscience de sa vulnérabilité et donc de sa dépendance des autres, le malade peut s'intégrer dans une pratique thérapeutique et ainsi développer des capacités pour assumer sa vulnérabilité. Mais au-delà d'un certain stade dans l'évolution de la maladie, si le malade vit dans un tout autre monde, la personne qui le suit depuis le début de la maladie (l'aidant), par les connaissances acquises dans leur relation, l'aide à manifester de quoi elle est encore capable et donc à dépasser sa vulnérabilité, au moins partiellement. En ce sens, autonomie et vulnérabilité ne s'opposent pas. On devrait plutôt parler d'autonomie dans la vulnérabilité. Plus pratiquement, un malade Alzheimer reste en prise avec son milieu, mais de quel milieu s'agit-il ? Est-ce son milieu intérieur qui n'est pas (ou peu) accessible à l'aidant ou est-ce la résultante de signaux qu'il reçoit de toutes parts et qu'il perçoit d'une façon personnelle, à sa façon ? Cela amène à interroger la notion d'anticipation car il faut du temps et de la confiance pour que l'aidant se laisse atteindre par la réalité du malade Alzheimer et accepte de suivre au mieux le chemin du malade sans le réduire aux manques inhérents à l'évolution de sa maladie. On retrouve l'importance de la dimension relationnelle entre le soignant et le soigné.

Anticipation et vulnérabilité

Rappelons que l'anticipation est au cœur des pratiques médicales, notamment dans le cadre des maladies chroniques évolutives. Trois points de vue ont déjà été mentionnés :

- Anticipation prédictive : on annonce ce qui va arriver à partir des conditions du passé.
- Anticipation adaptative : on crée les conditions de l'imprévisible.
- Anticipation créatrice : demain peut être très différent d'aujourd'hui, on cherche à élaborer un futur.

L'anticipation créatrice est plus du registre personnel en imaginant ce qui ne peut pas être imaginé, se rapprochant ainsi de l'utopie. L'anticipation adaptative vise à prendre en main ce qui se passera pour faire face à l'imprévisible, notamment dès l'instant où la relation entre le soignant/aidant et le soigné sera détériorée ou perdue. Elle s'inscrit dans la temporalité d'une maladie chronique évolutive. Pour un professionnel de santé, il faut établir un véritable dialogue avec les patients, les écouter, les faire participer, ne pas se substituer à eux en les faisant taire. En étant à l'écoute, on ne projette pas sur l'autre ses propres attentes, on évite de n'appliquer que des normes, on ne ramène pas tout à son savoir. Face à une maladie chronique, le malade a besoin d'être reconnu et de reprendre contact avec ses émotions. Cela passe par une relation de confiance, respectant ce que le malade a d'unique, c'est le maintien d'une relation de personne à personne.

Concrètement

Une personne très vulnérable reste une personne dotée d'une humanité et cette humanité ne se réduit pas à sa capacité de décider de façon autonome. Ce qui compte pour elle, c'est ce qu'elle perçoit de sa qualité de vie et des personnes présentes, le plus souvent dans l'instant présent. C'est difficile pour les accompagnateurs d'accepter que le malade ne soit plus un sujet de connaissance, mais plutôt un sujet d'inconnaissance. C'est cependant de leur responsabilité et comme le souligne Emmanuel Levinas dans *Autrement qu'être*[1] il s'agit d'une responsabilité asymétrique, sans réciprocité.

Le principisme, privilégié par Beauchamp et Childress[2], introduit la notion d'équilibrage permettant à un individu de

---

[1] Emmanuel Levinas, *Autrement qu'être ou Au-delà de l'essence*, 1974, Paris, Le Livre de Poche, « Biblio-Essais », 1996.
[2] T. L. Beauchamp et J. F. Childress, Les principes de l'éthique

décider de l'importance relative de chacune des valeurs dans sa réflexion éthique pour prendre en compte le contexte. Mais d'autres approches sont également possibles. C'est le cas, par exemple de l'utilitarisme qui se fonde sur « le plus grand bien du plus grand nombre ». Retenons, quitte à simplifier, que pour l'éthique, il n'est de règle que dans une situation donnée, ce qui revient à considérer que, pour articuler l'autonomie et la vulnérabilité, il faut tout remettre en situation, sans oublier que tout ne peut pas être maitrisé, qu'il y a toujours de l'imprévisibilité. L'importance de l'écoute doit être rappelée et soulignée. Il s'agit de prêter attention à ce qu'un patient dit, mais aussi à ce qu'il a à dire, en essayant de comprendre l'intention au-delà des mots employés, en prenant aussi en compte son attitude.

On parle souvent de consensus en considérant que toutes les parties prenantes parviennent à un accord sur des valeurs qu'elles considèrent comme justes, mais il ne faut pas exclure le dissensus qui revient à s'accorder sur un désaccord, toujours en prenant en compte des valeurs, mais en signifiant que la différence de valeurs reste, mais peut être pondérée en fonction des circonstances. Le consensus suppose la mise en accord, et sans doute la hiérarchisation, de principes qui ont chacun une légitimité restreinte et qui ont pu, dans un premier temps, rentrer en conflit. Le consensus est l'accord de tous, mais ce que l'éthique permet, c'est le compromis.

Cela amène à introduire l'importance des réunions de concertation pluridisciplinaire (RCP). Elles sont souvent considérées comme essentielles pour la planification des soins de patients atteints de cancer, mais elles pourraient

---

biomédicale, Paris, Les Belles Lettres, 2008.

largement être étendues à d'autres pathologies comme les maladies neuro-dégénératives. En fait, il y a une forte dissymétrie entre ceux qui ont un intérêt légitime fort et ceux qui réfléchissent selon des principes généraux. Il est donc nécessaire de reconnaître tout d'abord la présence de l'autre, puis de reconnaître sa différence, pour enfin considérer que tous sont équivalents au sens moral, c'est-à-dire qu'ils se vouent mutuellement le même respect. Dans le dialogue, on peut admettre que la subjectivité est un piège, mais paradoxalement aussi une richesse. C'est un piège dès lors que le sujet croit avoir raison, croit avoir la vérité. Tout au plus peut-il dire c'est ma vérité. Mais, étant le seul à penser comme il pense, c'est une richesse. Chaque personne étant unique de par sa subjectivité, toutes ces subjectivités permettent d'enrichir le dialogue.

Les avancées biomédicales confrontent la société et les acteurs concernés à la nécessité de décider et d'agir dans une situation d'incertitude, incertitude sur les conséquences possibles des actions, mais aussi incertitude sur la valeur morale des décisions prises. Cela conforte la nécessité du dialogue car il faut accepter de revoir ses propres jugements. De l'insoupçonné peut toujours être découvert par une personne malade. L'imprévisible étant une caractéristique forte de la vie, le prévu peut toujours être dépassé. Par ailleurs, prévoir une maladie sans symptômes peut difficilement avoir un sens pour une personne dès l'instant où elle ne se perçoit pas comme étant malade[1].

---

[1] On pourrait néanmoins reprendre une phrase de Kant : « On peut se sentir bien portant […] mais l'on ne peut jamais savoir que l'on est bien portant » (Emmanuel Kant, *Le conflit des Facultés,* 1798, trad. J. Gibelin, Paris, Vrin, 1988, page 117)

V-5 Les enjeux économiques et sociaux

Face à une maladie, le niveau d'analyse, les données et leur interprétation, les techniques mises en œuvre, les recherches et essais cliniques, confirment, s'il en était besoin, l'interdépendance entre les questions épistémologiques et les questions éthiques. Mais il faut y ajouter des enjeux économiques et sociaux. Certains ont déjà été abordés de façon implicite, mais il est utile de les compléter ou d'en préciser quelques-uns.

En fait, il y a un jeu entre le malade, le médecin et l'institution qui le prend en charge durant tout le cheminement de la maladie. Dans tous les cas, la connaissance des situations est indispensable. L'identité d'une personne, du point de vue médical, permet de considérer sa responsabilité morale, la prise en compte de ses directives anticipées, son état et les environnements qu'elle a connus et qui ont pu réguler l'expression de ses gènes par les processus épigénétiques.

Une première question est la question du consentement. Que ce soit pour les soins ou pour la participation à des recherches et essais cliniques, le consentement libre et éclairé du patient est incontournable, mais face aux incertitudes et aux ouvertures qui peuvent se présenter tout au long de la trajectoire de soins ou d'essais, le consentement éclairé est ambigu. On cherche plus simplement à obtenir un consentement général, ce qui amène à faire admettre au patient une approche pragmatique.

Autres enjeux importants, ceux associés aux données. Le fait que les données soient plutôt facilement accessibles ne signifie nullement qu'elles soient analysées. Les médecins et praticiens ont besoin d'outils capables d'extraire l'information pertinente de la profusion de données qui sont ou seront disponibles. Le grand principe qui doit demeurer de façon ferme est le principe de sécurité, mais la question de la propriété et de la confidentialité des données relatives à un patient ne peut être occultée. Ces données intéressent tous les géants du web, comme Amazon ou Métavers par exemple, mais aussi tous les acteurs de l'intelligence artificielle pour tout ce qui touche à la santé, sans oublier la volonté des assureurs d'avoir accès à ces données avant de finaliser un contrat d'assurance. De fait les données ont une valeur financière, à laquelle s'ajoute souvent une valeur affective. Enfin, si les données ont une valeur scientifique dès l'instant où elles sont considérées comme indispensables à la connaissance, elles ont aussi une valeur politique dès l'instant où elles sont utilisées pour légitimer des politiques ou des accords entre gouvernements ou institutions.

Entre le patient et le médecin, il n'y a pratiquement plus l'opposition entre le paternalisme médical et le patient acteur de son parcours tant que c'est possible, mais le plus souvent une relation de confiance. Cependant, on parle plus facilement de promesses que de résultats, généralement car le chemin à parcourir est difficile à jalonner. Sans préjuger de savoir si tout ce qui est connaissable doit être connu, il faut s'interroger sur les savoirs d'anticipation et sur l'économie de la promesse qui accompagne toute incertitude. À défaut, cela peut nuire à l'acceptation de la participation du patient, sans oublier la question de l'information et de la façon de communiquer cette information, déjà abordée.

Il est du devoir des professionnels de santé de démontrer l'intérêt de leur démarche et son utilité pratique. Mais la médecine met en jeu des subjectivités, des intérêts politiques, économiques, éventuellement idéologiques, et des représentations. Ainsi, l'industrie pharmaceutique a besoin de repenser ses approches alors que la stratégie des blockbusters, qu'elle avait privilégiée, n'est plus adaptée. Par contre, sans occulter la prégnance actuelle de la sphère économique dans toutes les décisions et actions, l'association du *cure* et du *care* est porteuse d'un réel bénéfice économique par sa capacité à améliorer la prévention et à articuler les pratiques médicales

Conclusion

Pour aller plus loin

En guise de conclusion

Ouverture pour aller plus loin

Comment conclure une réflexion sur un objet dont on n'a cessé de souligner le caractère inachevable si ce n'est qu'en proposant une ouverture ? Le concept pluriel de la médecine personnalisée que nous avons revisité nous invite à envisager tous les possibles qu'il contient, considérant qu'il n'a pas de sens ou plutôt qu'il peut avoir tous les sens[1].

Une personne est à la fois un être singulier et un être social. Singulière, la personne dispose de capacités personnelles, qui lui permettent de s'identifier par ce qu'elle peut faire ; elle est soumise à une injonction puissante d'être soi, de se produire elle-même, d'être responsable. Située socialement, elle n'est jamais indépendante de l'environnement social dans lequel elle vit, qu'il soit politique, économique ou culturel. Cet environnement est producteur de liens. En fait, la personne est une mosaïque de caractéristiques biologiques, et plus encore, qui amène à prendre en compte la question de la complexité, en introduisant notamment la notion de réseaux. C'est d'autant plus important si l'on retient la définition de la santé par l'OMS[2]. Pour l'Organisation mondiale de la santé, « la santé est un état de complet bien-être physique, mental et social et ne consiste pas seulement en une absence de maladie ou d'infirmité ». Toutes les composantes d'un sujet sont donc prises en compte et,

---

[1] En faisant référence aux cellules souches, on pourrait dire que le concept de médecine personnalisée est « totipotent »

[2] http://who.int.

suivant cette définition qui date de 1948, personne ne peut se dire réellement en bonne santé ! En réalité, le vivant est une totalité dynamique qui n'est pas réductible à un ensemble de fonctions, ainsi que le rappelle Henri Atlan[1] : « le vivant résout des problèmes, non pas seulement en s'adaptant, c'est-à-dire en modifiant sa relation au milieu (comme une machine peut le faire), mais en se modifiant lui-même, en inventant des structures internes nouvelles ». Nous ne savons jamais réellement ce que nous pouvons, or les possibilités qui se présentent sont essentielles dans l'existence d'un être humain. Aussi, considérer une personne c'est d'abord prêter attention à son dire pour comprendre ce qu'elle souhaite.

La médecine est complexe. Elle cherche à être curative, mais se veut aussi préventive et prédictive. Son évolution est étroitement associée à l'évolution des connaissances et des pratiques. La médecine n'est pas que l'application d'un savoir, fut-il biologique, elle est plus une pratique qui a trait à un savoir sur l'homme, dans la complexité de son contexte. Devant la nécessité de prendre en compte la complexité du problème médical et les nombreuses interactions entre un individu et son milieu, avec leurs composantes dynamiques à travers le temps, l'information est un processus premier. Elle doit être répétée, disponible sur des supports variés, en cohérence avec les besoins des patients et suffisamment transparente dans le contexte auquel elle est confrontée.

La médecine considère la personne comme un tout, prenant en compte non seulement ses caractéristiques moléculaires, mais aussi ses composantes individuelles, familiales, sociales, culturelles et professionnelles. On peut

---

[1] Henri Atlan, *Le vivant post-génomique, ou qu'est-ce que l'auto-organisation ?*, Paris, Editions Odile Jacob, 2011, page 10.

regrouper derrière le terme "environnemental" tous les déterminants non génétiques dans une maladie "complexe". Ce terme "environnemental" est à prendre au sens très large, dans son sens écologique (l'environnement que subit ou a subi le patient) mais aussi dans un sens plus individuel (ce que le patient vit ou a vécu, compte tenu de son comportement présent et passé). Il s'agit d'explorer comment conjuguer une approche médicale scientifique avec une écoute ouverte à la singularité et à l'unicité de la personne.

La biomédecine apparaît plutôt comme pilotée par les données, et par là par des technologies, et leur analyse, que par des hypothèses. Il ne faut cependant pas oublier que le choix des données que l'on accumule, des données génomiques ou des données d'expression par exemple, suppose que l'on ait retenu un niveau d'analyse que l'on estime pertinent. Cette pertinence s'appuie sur une hypothèse théorique, le choix que tout est génétiquement déterminé ou que l'expression des gènes est fortement associée à un état ou à un environnement par exemple. Il est impératif de tout repenser sous l'angle des interactions que tout être entretient avec son milieu, c'est-à-dire « en situation » ou, si l'on préfère, « en contexte », un être ne pouvant pas être traité comme une entité isolée. Cela suppose d'associer des modèles de connaissance, le plus souvent disjoints, à savoir celui des sciences dures et de la technologie et celui des sciences humaines, la confrontation des disciplines se faisant par une approche transdisciplinaire. Mais, quoi qu'il en soit, l'incertitude reste une caractéristique permanente de la connaissance médicale. L'augmentation du volume de données n'aboutit pas systématiquement à une meilleure connaissance tant elle laisse une impression de désordre au lieu de mettre en évidence des tendances.

Aborder les questions autour de la causalité et du mécanisme peut aider mais, le plus souvent, les modèles construits sont extrêmement simplifiés et ne prennent pas en compte la nature et les détails des interactions moléculaires. On ne peut que reconnaître l'incertitude quand on retient des biomarqueurs et l'impossibilité de synthétiser leur enchaînement, en raison de l'absence de clarté causale. Les causes sont des facteurs qui contribuent, dans une certaine mesure, à l'apparition de l'effet, sans être pour autant un élément déterminant nécessairement l'apparition de l'effet. Aussi, au lieu de chercher une causalité, on peut chercher à gérer la réalité d'une maladie complexe sans pour autant l'expliquer. La médecine veut alors simplement prédire sans se mettre en tête de chercher à expliquer. Elle calcule des trajectoires prévisibles à partir des corrélations issues de données recueillies sur des cohortes de patients et des biomarqueurs qui en résultent. Les savoirs acquis sont organisés dans un certain contexte qui influence les valeurs à l'aune desquels les résultats sont interprétés, sans oublier la tendance à surévaluer ce qui est faisable.

Avec les technologies qui se sont développées, nous produisons des savoirs et des connaissances qui « nous ouvrent à des objets qui nous produisent »[1] et qui permettent la maîtrise de la naissance et de la mort, le contrôle de la douleur. L'homme peut ainsi se produire lui-même et acquérir la responsabilité d'être cause de lui-même. Michel Serres ajoute : « tout dépend de nous désormais, mais nous dépendons en même temps des

[1] Michel Serres, *Pantopie : de Hermès à la Petite Poucette, entretiens avec Martin Legros et Sven Ortoli*, Paris, Editions LE Pommier, 2014, page 307.

choses qui dépendent de nous »[1]. En ce sens, la maladie et la santé, pensées sous l'angle d'inventer de nouvelles normes de vie comme le propose Georges Canguilhem, permettent d'envisager la possibilité, pour l'individu, de développer de nouvelles capacités.

Cette approche introduit la dimension temporelle de la médecine et une tension entre action et anticipation. Qui dit action dit capacité d'agir, et c'est bien l'approche des thérapies ciblées pour lutter contre les cancers. A l'inverse, qui dit anticipation dit incapacité à agir sur la maladie elle-même et plutôt accompagnement du malade dans un cheminement lui permettant de contrôler au mieux l'évolution de sa situation.

Cette approche met aussi en tension le *cure* et le *care*, le soigner et le prendre soin. Soigner suppose là aussi de pouvoir agir contre la maladie, tandis que prendre soin suppose un échange permanent soignant/soigné et une trajectoire permettant au patient de développer son potentiel en réponse à sa vulnérabilité. Il y a ainsi mise en tension de deux approches face à un malade et une maladie. D'une part, l'approche actionnabilités, approche technologique, identifie directement des cibles cellulaires sur lesquelles agir. D'autre part, l'approche capabilités, approche subjective, est centrée plus sur la personne que sur la maladie et permet à un individu de s'adapter à son environnement, du moins tel qu'il le perçoit et le ressent. Il y a alors élargissement du champ des possibles.

On met ainsi en évidence l'existence d'un clivage à dépasser entre les potentialités de la technique et les attentes des personnes. Il faut repenser le statut de la technique en considérant qu'elle n'est pas neutre (c'est une grande

[1] Ibid., page 243.

différence entre les ingénieurs et les médecins, biologistes, philosophes, etc.). Elle ne l'est qu'au niveau de l'outil, mais il faut considérer qu'avec l'outil, c'est tout un système qui lui est associé[1].

La question de l'autonomie des personnes est première et amène à introduire la notion d'*empowerment* ou mise en capacité et renforcement du pouvoir d'agir. Selon Gibson[2], l'*empowerment* est le processus par lequel une personne renforce sa capacité d'agir et sa capacité à identifier et satisfaire ses besoins, résoudre ses problèmes et mobiliser ses ressources, de manière à avoir le sentiment de contrôler sa propre vie. D'après Eva Mariéthoz et Marika Bakonyi Moeschler[3], l'*empowerment* « permet aux patients de s'affranchir partiellement de la prise de décision *top-down* des médecins en matière de traitement et d'établir des relations bilatérales patient-médecin basées sur la communication, la discussion et la négociation ». L'*empowerment* est ainsi devenu synonyme de capacité individuelle signifiant à la fois un pouvoir créateur qui rend apte à accomplir des choses, et un pouvoir intérieur qui renvoie à la confiance en soi. L'*empowerment* des patients se définit alors comme la capacité des patients à un meilleur contrôle de leur santé et de leur vie, en leur permettant de développer et améliorer leurs compétences dans le but de répondre librement à leurs propres besoins. Le patient a donc un rôle, un pouvoir sur sa propre santé ainsi que sur les déterminants de santé. L'*empowerment* implique la

---

[1] A titre d'illustration, un aspirateur autonome est un outil, mais en supprimant une corvée, on change l'humain.

[2] C. H. Gibson, "A concept analysis of empowerment", *Journal of Advanced Nursing,* 1991, 16, pp 354-361 .

[3] E. Mariéthoz, M. Bakonyi Moeschler, « Nouvelles technologies de l'information comme outil d'empowerment en matière de santé : mythe, promesse ou réalité ? », *Médecine et Hygiène*, vol. 59, p. 1858-1860, 2001.

participation active des patients dans la prise en charge de leur santé.

L'éthique, quant à elle, est un questionnement, ce ne sont pas des règles – sociales, morales, spirituelles – conduisant à prendre soin des autres. Elle est plutôt, pour aller dans le sens d'Emmanuel Levinas dans *Totalité et infini*[1], relation entre deux personnes, sans oublier cependant de la considérer comme une pratique sociale à part entière. L'éthique est alors plus une éthique de conciliation sur des points critiques qu'une éthique de sens. Elle doit être confrontée à des limites communes pour tous, et non les uns contre les autres.

Ajoutons que les problèmes éthiques ne sont pas les mêmes selon le degré d'évolution d'une maladie, notamment dans le cas de maladies à évolution lente, sans solution thérapeutique affirmée. Les mots-clés – solidarité, vulnérabilité, respect de la personne, exigence que les malades soient acteurs de leur propre histoire, accompagnement, consentement, etc. - sont à la base de tout engagement éthique et contribuent à la création collective d'un sens et de finalités communes.

Dans le cas des maladies chroniques et incurables, il apparait nécessaire de personnaliser l'approche à l'égard du malade, non seulement en soignant, mais aussi en prenant soin. En plus des thérapies, la personne malade est en droit d'attendre un soutien, une sollicitude, une attention. Dans la personne malade, le substantif « personne » prime toujours sur l'adjectif « malade ». Sans doute y a-t-il un défi, celui de la disjonction entre le pensable et le possible. Face au *cure* qui raisonne sur des faits atteignables dans le temps et l'espace via la matière, le *care* peut faire ressortir

[1] Emmanuel Levinas, *Totalité et Infini*, Paris, Livre de poche, 1990

des contre-intuitions plutôt associées à des vibrations ou à de l'énergie.

L'extension d'une notion aussi polysémique que la médecine personnalisée induit nécessairement un certain obscurcissement de sa signification dans son usage courant, mais est-ce une raison pour abandonner ce concept ? La médecine personnalisée est-elle un concept ? N'est-il pas préférable de réfléchir par « singularités » pour reprendre le vocabulaire de Michel Serres[1] plutôt que de considérer que ce qu'il y a de général dans un concept est universel ou faut-il admettre que la médecine personnalisée devient un concept pluriel ?

En revisitant la question de la médecine personnalisée, à travers deux familles de pathologies, les cancers et les maladies neuro-évolutives, nous avons plutôt cherché à mettre en évidence des multiplicités, à parcourir plusieurs espaces de la connaissance et de l'expérience. Si la médecine personnalisée est une promesse, il faut l'interroger comme telle et les différences entre des maladies comme les cancers d'une part ou les maladies neuro-dégénératives d'autre part, invitent à différencier les concepts d'actionnabilités et les concepts de capabilités :

- En cancérologie, le biomarqueur permet une action par la mise en œuvre de thérapies ciblées. Le sujet est passif, il écoute la musique sur une chaîne hifi avons-nous dit, l'acteur principal est le médecin et dans « médecine personnalisée », le mot important est « médecine ».

[1] Michel Serres, *Pantopie : de Hermès à Petite Poucette, entretiens avec Martin Legros et Sven Ortoli*, Paris, Editions Le Pommier, 2014.

- Dans le cas d'une maladie neuro-dégénérative, le biomarqueur amène à souligner la responsabilité du sujet. Le sujet devient actif, c'est le principal acteur, et, pour reprendre la métaphore musicale, il pratique un instrument de musique. Dans « médecine personnalisée », le mot important est alors « personnalisée ».

D'un côté on a une maladie que l'on cherche à soigner, de l'autre une maladie que l'on cherche à contrôler ou, à tout le moins, à retarder et à maitriser l'évolution.

On peut se demander si la prévision ne peut pas réunifier le concept de médecine personnalisée en prenant en compte « l'utilité personnelle des données ». Outre une valeur clinique, une prévision, une anticipation ou un diagnostic peuvent avoir une valeur psychique et une valeur de planification et ainsi impacter les choix de vie.

Sans doute faut-il se dire « Face à l'avenir, il n'y a pas pour nous de chemins tout tracés, mais des errances possibles »[1]. L'errance peut être aventure, risque, incertitude, découverte mais n'empêche pas d'avoir un horizon[2], le propre de l'horizon, étant qu'il pose une direction d'une part, qu'il s'en éloigne au fur et à mesure que l'on s'en rapproche d'autre part. Il faut se méfier de « l'inflation des promesses »[3], tout en considérant le rôle des promesses dans l'acceptation de nouvelles approches

---

[1] Jérôme Goffette, *Naissance de l'anthropotechnie, De la médecine au modelage de l'humain*, Paris, Librairie Philosophique J. Vrin, 2006, page 177.

[2] J. Ladrière, *Les enjeux de la rationalité. Le défi de la science et de la technologie aux cultures*, Paris, Aubier, Unesco, 1977.

[3] Marc Audétat (Dir.), *Sciences et technologies émergentes : Pourquoi tant de promesses ?,* Paris, Hermann, 2015.

ou de nouvelles technologies. Il faut aller vers la définition d'indicateurs personnalisés.

On peut faire sien ce que dit Edgar Morin : « je crois profondément qu'il faut espérer l'inespéré, ou du moins espérer l'improbable. [...] Le probable n'est pas le certain »[1] et dépasser la contradiction entre l'espérance d'un Ernst Bloch[2] et la responsabilité d'un Hans Jonas[3], la contradiction entre l'heuristique de la peur et les pensées utopistes, pour entrevoir une espérance avec responsabilité.

---

[1] Edgar Morin, *Les philosophes*, Paris Germina, 2011, page 30.

[2] Ernst Bloch, *Le Principe d'espérance* ou *l'Esprit de l'utopie*, Gallimard

[3] Hans Jonas, *Le Principe de responsabilité*, Paris, Les éditions du Cerf, 1990.

GLOSSAIRE

ADN : acide désoxyribonucléique, matière première des chromosomes, molécule ayant la structure d'une double hélice et représentant le support chimique de l'hérédité.
Allèle : variation d'un locus (position sur le chromosome où l'on trouve un gène) génétique à l'intérieur de l'espèce ; variante d'un même gène.
Anthropocentrisme : conviction selon laquelle l'existence de l'homme est la raison centrale de l'existence de l'univers.
ARN : acide ribonucléique, de structure très proche de l'ADN, molécules ayant un rôle clé dans la première phase de la synthèse des protéines.
Cellule : unité structurelle la plus petite des organismes vivants.
Catégorie : Concept sans lequel il serait impossible de former d'autres concepts.
Chromosome : pelote d'ADN portant les gènes.
Complexité : caractéristique d'un système dont le comportement est potentiellement imprévisible.
Concept : Quelque chose que nous pouvons détacher d'une pensée afin de l'utiliser pour une autre pensée.
Contextualisme : série de conceptions qui prétendent qu'un phénomène ne peut être correctement compris que dans le contexte dans lequel il se déroule.
Déductionisme : vision selon laquelle la connaissance scientifique doit être acquise : d'abord en proposant une hypothèse, puis en essayant de prouver qu'elle est fausse par des tests empiriques sur des données observables.

Déterminisme : proposition selon laquelle tous les faits, y compris les pensées humaines, ont une cause déterminée par une chaîne ininterrompue d'événements qui les ont précédés.

Directives anticipées : Les personnes en bonne santé ou atteintes par l'âge ou par une maladie incurable ont la possibilité de rédiger par avance des instructions sur la conduite à tenir au cas où elles se trouveraient dans l'incapacité d'exprimer leur volonté. Leur durée de validité est de trois ans à compter de la signature d'un texte écrit et daté.

Dualisme : conviction que tous les concepts qui existent dans le monde consistent fondamentalement en deux qualités opposées, comme le bon et le mauvais, ou le corps et l'esprit.

Empirisme : doctrine scientifique disant que toute connaissance provient en dernière analyse de l'expérience sensorielle et de l'évidence observable, plutôt que de l'intuition ou des idées préconçues.

Epigénétique : branche de la biologie qui étudie les relations de cause à effet entre les gènes et leurs produits, faisant apparaitre le phénotype. L'épigénétique est le domaine qui étudie comment l'environnement et l'histoire individuelle influent sur l'expression des gènes.

Exposome : ensemble des expositions auxquelles est soumis un individu, que ce soit dans son environnement, son alimentation ou son mode de vie.

Externalisme : position selon laquelle l'esprit et l'expérience humaine ne sont pas simplement le résultat du système nerveux et du cerveau humain, mais sont des phénomènes qui existent en dehors de tout cela.

Finalisme : affirmation selon laquelle tout événement est défini par un résultat final préétabli et que tous les événements aboutissant à ce résultat sont façonnés par lui

Gène : unité moléculaire d'information que les cellules consultent en permanence pour savoir comment fonctionner de façon adaptée.
Génome : ensemble formé par les 25 000 gènes.
Herméneutique : la théorie de la compréhension.
Holisme : théorie selon laquelle les propriétés d'un système ne peuvent pas être comprises uniquement par la somme des parties qui le constituent, mais par la manière dont le système se comporte comme un tout.
Individualité : vient du simple fait que chacun d'entre nous est soi-même, inaliénable, que personne d'autre ne peut prendre sa place.
Inductivisme : vision selon laquelle le progrès scientifique est guidé par différentes observations effectuées lors d'expériences antérieures, et que les manifestations de la vérité doivent être basées sur l'ensemble des observations.
Instrumentalisme : idée selon laquelle la vérité de la connaissance est non pertinente, et que la connaissance doit être jugée à l'aune de son utilité.
Mécanicisme : théorie selon laquelle tous les phénomènes naturels peuvent être expliqués par des causes physiques et peuvent être compris par les éléments qui les composent et leurs fonctions, plutôt que par une interprétation holistique.
Modèle : Représentation simplifiée d'une situation réelle.
Mutation : anomalie d'un gène entraînant une modification du fonctionnement de la cellule.
Personne de confiance : toute personne peut désigner une personne de confiance qu'un médecin doit consulter pour l'interroger sur les souhaits exprimés par une personne, avant d'être dans l'incapacité de la faire. L'avis de cette personne prévaut alors sur tout autre avis non médical, à l'exclusion des directives anticipées.
Perspectivisme : vision philosophique selon laquelle toutes les idées viennent de différentes perspectives et sont causées par des pulsions internes spécifiques, et que tout

jugement moral peut être formulé depuis différents points de vue.

Pragmatisme : l'affirmation que le côté pratique doit être le composant vital de la pensée et de la vérité, que la pratique et la théorie doivent être mises en relation.

Réductionnisme : idée que la nature des choses complexes peut toujours être réduite et expliquée par des vérités plus simples et plus fondamentales.

Systémique : science des systèmes qui vise à l'élaboration et au développement des méthodes de modélisation des phénomènes complexes.

Vitalisme : doctrine selon laquelle des « forces vitales », souvent assimilées à l'âme, sont actives dans les organismes vivants et que la vie ne peut pas être expliquée uniquement par la matière ou le mécanisme.

Bibliographie

Atlan H (1996) *La fin du tout génétique, vers de nouveaux paradigmes en biologie*, Paris, INRA.

Atlan H (2011) *Le vivant post-génomique, ou qu'est-ce que l'auto-organisation ?*, Paris, Editions Odile Jacob.

Atlan M, **Droit** R-P (2012) *Humain, une enquête philosophique sur ces révolutions qui changent nos vies*, Paris, Flammarion.

Audétat M (dir.) (2015), *Sciences et technologies émergentes : pourquoi tant de promesses ?*, Paris, Editions Hermann.

Bacqué et **Biewener** C (2013), *L'empowerment, une pratique émancipatrice*, Paris, Editions La Découverte.

Barthélémy J-H (2014) *Simondon*, Paris, Les Belles Lettres.

Beauchamp T L, **Childress** J F (2008), *Les principes de l'éthique biomédicale*, Paris, Les Belles Lettres.

Beck U (1986/2001 pour la trad. française), *La société du risque, sur la voie d'une autre modernité,* Paris, Editions Flammarion.

Benasayag M (2009) *Connaître et agir. Paysages et situations*, Paris, La Découverte.

Bensaude-Vincent B (2009), *Les vertiges de la technoscience – Façonner le monde atome par atome*, Paris, Editions La Découverte.

Bensaude-Vincent B, **Benoit-Browaeys** D (2011), *Fabriquer la vie, Où va la biologie de synthèse ?*, Paris, Editions du Seuil.

Bergson H (1932), *Les deux sources de la morale et de la religion*, Paris, Presses Universitaires de France.

Bergson H (2008) *L'évolution créatrice*, Paris, Quadrige/Presses Universitaires de France.
Bloch Ernst, *Le Principe d'espérance* ou *l'Esprit de l'utopie*, Gallimard.
Canguilhem G (1965), *La connaissance de la vie*, Paris, Librairie Philosophique J. Vrin.
Canguilhem G (1966), *Le normal et le pathologique*, Paris, Presses Universitaires de France.
Carosella E D, **Pradeu** T (2010), *L'identité, la part de l'autre – Immunologie et philosophie*, Paris, Editions Odile Jacob.
Chneiweiss H (2006), *Neurosciences et neuroéthique, Des cerveaux libres et heureux*, Paris, Alvik Editions.
Coutellec L (2015), *La science au pluriel, Essai d'épistémologie pour des sciences impliquées*, Versailles, Editions Quae.
Croisile B (2014) *Alzheimer – Que savoir ?, Que craindre ?, Qu'espérer ?,* Paris, Editions Odile Jacob.
Davies K (2010) *The $ 1000 Genome, The Revolution in DNA Sequencing and the New Era of Personalized Medicine*, USA, Free Press.
Debru C (2009), *Penser l'inconnu ? La recherche en biologie*, Paris, Editions Hermann.
Deutsch J (2012) *Le gène, un concept en évolution*, Paris, Editions du Seuil.
Dewey J (1938) *Logic : The Theory of Inquiry*, New York, Holt, Rinehart and Winston.
Draperi C (2010) *La médecine réfléchie au miroir des sciences humaines,* Paris, Ellipses Editions.
Dubois Bruno)2019), *Alzheimer la vérité sur la maladie du siècle*, Paris, Editions Grasset.
Fagot-Largeault A (1989) *Les causes de la mort : histoire naturelle et facteurs de risques*, Paris, Librairie Philosophique J. Vrin.

Fagot-Largeault A (2010), *Médecine et philosophie*, Paris, Presses Universitaires de France.

Fagot-Largeault and al. (dir) (2008) *Philosophie et Médecine, en hommage à Georges Canguilhem*, Paris, Librairie Philosophique J. Vrin.

Fleck L (2005) *Genèse et développement d'un fait scientifique*, Traduction française par N Jas, Paris, Les Belles Lettres.

Foucault M (1963), *Naissance de la clinique*, Paris, Presses Universitaires de France.

Foucault M (1966), *Les mots et les choses*, Paris, NRF Gallimard.

Foucault M (1994) *Dits et Ecrits II, 1976-1988*, Paris, Editions Gallimard.

Fox Keller E (2003), *Le siècle du gène*, Paris, Gallimard.

Fullford K W M, **Peile** E and **Carroll** H (2012), *Essential Values Based Practice*, Cambridge, Cambridge University Press.

Gaille M (2011) *Philosophie de la médecine – Frontière, savoir, clinique*, Paris, Librairie Philosophique J. Vrin.

Gaudillière J-P (2002) *Inventer la biomédecine*, Paris, Editions La Découverte

Giroux E (2006) *Epidémiologie des facteurs de risque : Genèse d'iune nouvelle approche de la maladie*, Villeneuve d'Ascq, Diffusion ANRT (Atelier national de reproduction des thèses).

Giroux E (2010) *Après Canguilhem, définir la santé et la maladie*, Paris, Presses Universitaires de France.

Goffette J (2006), *Naissance de l'anthropotechnie, De la médecine au remodelage de l'humain*, Paris, Librairie Philosophique J. Vrin.

Guchet X (2016) *La médecine personnalisée, un essai philosophique,* Paris, édition les Belles Lettres.

Gzil F (2009), *La maladie d'Alzheimer : problèmes philosophiques*, Paris, Presses Universitaires de France.

Gzil F (2014) *La maladie du temps. Sur la maladie d'Alzheimer*, Paris, Presses Universitaires de France.

Gzil F et **Hirsch** E (2012) *Alzheimer, éthique et société*, Paris, Editions Eres.

Hache J (2005) *Les enjeux des biotechnologies*, Colombelles, Editions EMS.

Hedgecoe A (2004) *The Politics of Personalised Medicine, Pharmacogenetics in the Clinic*, Cambridge, Cambridge University Press.

Heidegger M (1954), *Essais et conférences*, Paris, Gallimard, 2014.

Hooker C (ed) (2011) *Philosophy of complex systems*, Amsterdam, Elsevier.

Hottois G (2004), *Philosophies des sciences, philosophies des techniques*, Paris, Editions Odile Jacob.

Illari P, **Russo** F (2014), *Causality*, Oxford, Oxford University Press.

Jonas H (1990), *Le principe de responsabilité, une éthique pour la civilisation technologique*, Paris, Les Editions du Cerf.

Kuhn T (1962), *The structure of Scientific Revolutions*, Chicago, The University of Chicago Press. Traduction française (2006) *La structure des révolutions scientifiques*, Paris, Editions Flammarion.

Lafontaine C. (2014), *Le corps-marché*, Paris, Editions du Seuil.

Lahmani M and al ; (2007) *Les nanosciences – 3 Nanobiotechnologies et nanobiologie*, Paris, Editions Belin.

Latour B 2010), *Cogitamus, Six lettres sur les humanités scientifiques*, Paris, La Découverte.

Lemoine M (2017), *Introduction à la philosophie des sciences médicales,* Paris, Hermann.

Leonelli S (2016), *Data-centric biology, a philosophical study*, Chicago, The University of Chicago Press.

Levinas Emmanuel (1974), *Autrement qu'être ou Au-delà de l'essence*, 1974, Paris, Le Livre de Poche, « Biblio-Essais », 1996.
Levinas Emmanuel (1990), *Totalité et Infini*, Paris, Livre de poche.
Lewontin R C (1995), *Human Diversity*, Scientific American Library.
Lewontin R C, **Rose** S, **Kamin** L J (1985) *Nous ne sommes pas programmés : génétique, hérédité, idéologie*, Paris, Editions La Découverte.
Lock M (2013) *The Alzheimer Conundrum*, Princeton, Princeton University Press.
Malherbe M (2015) *Alzheimer – la vie, la mort, la reconnaissance*, Paris, Librairie Philosophique Vrin.
Mayer-Schönberger et **Cukier** K (2014) *Big Data, la révolution des données est en marche*, Paris, Editions Robert Laffont.
Mitcham C (1994) *Thinking through technology*, Chicago, University of Chicago Press.
Morange M (1998) *La part des gènes*, Paris, Editions Odile Jacob.
Morin E (1992) *Science avec conscience*, Paris, Editions Fayard.
Morin E (2005), *Introduction à la pensée complexe*, Paris, Editions du seuil.
Morin E (2011) *Mes philosophes*, Paris, Germina.
Monod J (1970), *Le hasard et la nécessité : essai sur la philosophie naturelle de la biologie moderne*, Paris, Editions du Seuil.
Morange M (2005), *Les secrets du vivant, contre la pensée unique en biologie*, Paris, Editions La Découverte.
Pearl J (2009) *Causality : Models, Reasoning and Inference*, Cambridge, Cambridge University Press.
Perbal L (2011), *Gènes et comportements à l'ère post-génomique*, Paris, Librairie Philosophique J. Vrin.

Pestre D (2003) *Science, argent et politique. Un essai d'interprétation*, Paris INRA Editions.
Popper K R (1968) *The logic of scientific discovery*, New York, Harper and Row.
Rawls J (2008), *La justice comme équité, Une reformulation de Théorie de la justice*, Traduction française, Paris, Editions la Découverte.
Ricoeur P (2004), *Parcours de la reconnaissance*, Paris, Editions Stock.
Ruffié J (1993) *Naissance de la médecine prédictive*, Paris, Editions Odile Jacob.
Salmon W C (1998), *Causality and Explanation*, Oxford, Oxford University Press.
Schaer R (2013) *Répondre du Vivant*, Paris, Editions Le Pommier.
Sen A K (1993). *Éthique et Économie*, Paris PUF, coll. « Philosophie morale » dirigée par Monique Canto-Sperber.
Sen A K (1999) *Development as Freedom*, Oxford University Press. Traduction française : *Un nouveau modèle économique*, Paris, Editions Odile Jacob.
Sen A K (2010), *L'idée de justice,* Paris, Flammarion.
Serres Michel (2001), *Hominescence*, Paris, Le Pommier.
Serres Michel (2012), Petite poucette, Paris, Le Pommier.
Serres Michel (2014), *Pantopie : de Hermès à petite poucette*, Paris, Editions Le Pommier.
Simondon G (1958), *Du mode d'existence des objets techniques*, Paris, Editions Aubier.
Tronto J (2009), *Un monde vulnérable. Pour une politique du care,* Paris, Editions La Découverte.
Tuffery S (2007) *Data Mining et Statistique décisionnelle : l'intelligence des données*, Paris, Editions Technip.
Tursz Thomas (2013), *La nouvelle médecine du cancer, Histoire et espoir*, Paris, Editions Odile Jacob.

Vailly J (2011) *Naissance d'une politique de la génétique. Dépistage, biomédecine, enjeux sociaux*, Paris, Presses Universitaires de France.
Worms F (2010), *Le moment du soin. A quoi tenons-nous ?*, Paris, Presses Universitaires de France.

Table des matières

Structures éditoriales du groupe L'Harmattan

L'Harmattan Italie
Via degli Artisti, 15
10124 Torino
harmattan.italia@gmail.com

L'Harmattan Hongrie
Kossuth l. u. 14-16.
1053 Budapest
harmattan@harmattan.hu

L'Harmattan Sénégal
10 VDN en face Mermoz
BP 45034 Dakar-Fann
senharmattan@gmail.com

L'Harmattan Cameroun
TSINGA/FECAFOOT
BP 11486 Yaoundé
inkoukam@gmail.com

L'Harmattan Burkina Faso
Achille Somé – tengnule@hotmail.fr

L'Harmattan Guinée
Almamya, rue KA 028 OKB Agency
BP 3470 Conakry
harmattanguinee@yahoo.fr

L'Harmattan RDC
185, avenue Nyangwe
Commune de Lingwala – Kinshasa
matangilamusadila@yahoo.fr

L'Harmattan Congo
219, avenue Nelson Mandela
BP 2874 Brazzaville
harmattan.congo@yahoo.fr

L'Harmattan Mali
ACI 2000 - Immeuble Mgr Jean Marie Cisse
Bureau 10
BP 145 Bamako-Mali
mali@harmattan.fr

L'Harmattan Togo
Djidjole – Lomé
Maison Amela
face EPP BATOME
ddamela@aol.com

L'Harmattan Côte d'Ivoire
Résidence Karl – Cité des Arts
Abidjan-Cocody
03 BP 1588 Abidjan
espace_harmattan.ci@hotmail.fr

Nos librairies en France

Librairie internationale
16, rue des Écoles
75005 Paris
librairie.internationale@harmattan.fr
01 40 46 79 11
www.librairieharmattan.com

Librairie des savoirs
21, rue des Écoles
75005 Paris
librairie.sh@harmattan.fr
01 46 34 13 71
www.librairieharmattansh.com

Librairie Le Lucernaire
53, rue Notre-Dame-des-Champs
75006 Paris
librairie@lucernaire.fr
01 42 22 67 13

www.ingramcontent.com/pod-product-compliance
Lightning Source LLC
LaVergne TN
LVHW011008061026
849535LV00006B/1767